Paul Badde

Jerusalem

Paul Badde

Jerusalem

Hauptstadt der Welt in Tagen des Zorns

fe

1. Auflage 2018

www.fe-medien.de

Umschlaggestaltung & Satz: Manuel Kimmerle
Cover-Foto: Hildegard Schuhmann – Detail der Jerusalemdarstellung vom Meister des Herbrucker Altars von 1482

Druck: orth-druk, Bialystok (Polen)

ISBN 978-3-86357-217-4

Printed in EU

Für Ellen

Als er näherkam und die Stadt sah,
weinte er über sie.

Lukas 19,41

Inhaltsverzeichnis

Haus der Erinnerung

Eine Vorbemerkung

Stellen wir uns die Zeit einmal als ein Haus vor – und unsere Geschichte als einen gewaltigen Raum. Und uns, in jedem Augenblick unseres Lebens, mitten in diesem Raum. Dann sind „die Tage vor uns" nicht die Zukunft, sondern das Vergangene, als das, was vor unseren Augen liegt und was wir betrachten können. Und „die Tage hinter uns" sind in diesem Raum das Zukünftige, das wir nicht sehen können.

In dieser Sicht der Zeit als Raum erkennen wir nur das Vergangene. Nicht das, was kommen wird. „Denk an die Tage der Vergangenheit, lerne aus den Jahren der Geschichte", heißt es in der Bibel im 5. Buch Mose. – Walter Benjamin aus Berlin erinnerte sich an diese Sichtweise in den letzten Tagen seiner Flucht im Jahr 1940 in Marseille, als Rollkommandos der Nazis ihn an der französisch-spanischen Grenze in den Tod hetzten, noch mit dem Wort des „Eingedenkens", wo er „über den Begriff der Geschichte" schrieb: „Bekanntlich war es den Juden untersagt, der Zukunft nachzuforschen. Die Thora und das Gebet unterweisen sie dagegen im Eingedenken. Dieses entzauberte ihnen die Zukunft, der die verfallen sind, die sich bei den Wahrsagern Auskunft holen. Den Juden wurde die Zukunft aber darum doch nicht zur homogenen und leeren Zeit." Realistischer kann man sich dem Gestern, Heute und Morgen kaum zuwenden: also der Ungewissheit, was die Zukunft wohl bringt. Die Vergangenheit ist die einzige Offenbarung der Zeit vor unseren Augen – wenn wir sie nicht abwenden.

Darum will ich es jetzt noch einmal unternehmen, in meinen Aufzeichnungen auf „die Tage vor uns" zu schauen für eine Ahnung, was „die Tage hinter uns" zukünftig für Jerusalem bereithalten mögen. Jerusalem ist die Hauptstadt der Welt, die seit 3000 Jahren und mehr noch durchgehend bewohnt und besiedelt ist und deren kosmische Probleme offenkundig keine realistischen menschliche Lösungen kennen. Schauen wir also noch einmal hin. Am letzten Tag des letzten Jahrtausends erschien folgendes kleine Stück von mir auf der Kommentarseite der Berliner Tageszeitung DIE WELT:

Nächstes Jahr in Jerusalem

Das Jahr 2000 ist das Jahr Jerusalems. Auf keine andere Stadt wird sich das Augenmerk der Welt in den kommenden zwölf Monaten intensiver richten – mit großen Hoffnungen für die gesamte Ostregion des Mittelmeers. Sogar mit Syrien als dem letzten Erzfeind unter den Nachbarn Israels steht jetzt ein Frieden in Aussicht. Bald werden die Israelis den wasserreichen Golan an Damaskus zurückgeben, den sie 1981 für immer annektiert hatten. Und bald wird es zwei souveräne Staaten zwischen dem Jordan, dem Toten Meer und dem Mittelmeer geben: Israel und Palästina. Um die endgültigen Grenzen, die Rückkehr der Flüchtlinge und um die Siedlungen wird noch in vielen Detailverhandlungen nach den Gesetzen des Basars gerungen werden. Viele unlösbare Probleme scheinen endlich einer Klärung näherzukommen, nur nicht die Frage nach Jerusalem. Jerusalem ist der harte Kern unter allen Problemen des Nahen Ostens.

„Die wirklichen Probleme haben keine Lösung, sondern Geschichte", hat Nicolás Gómez Dávila einmal notiert.

Und nirgendwo scheint der Satz treffender als in Jerusalem. Keine Stadt hat mehr Geschichte. Ströme von Blut sind in und für Jerusalem geflossen. Die Bibel entstammt nicht der Wüste Sinai, sondern diesem Ort. Hier wurde sie aufgeschrieben; hier haben König David, die Propheten Jesaja und Jeremia und hier hat Jesus von Nazareth gelebt und gelitten. Und nun geht diese uralte Geschichte hier an gleicher Stelle weiter. Doch wie? Die israelischen und palästinensischen Ansprüche auf die Stadt schließen sich gegenseitig aus. Dass sie nie mehr geteilt werden darf, ist schon fast der einzige Konsens der Kontrahenten – der eine einvernehmliche Lösung dadurch noch unmöglicher erscheinen lässt.

Denn natürlich ist Jerusalem die Hauptstadt Israels. Kann die Stadt da auch noch Hauptstadt des neuen Staates Palästina werden, dessen Bevölkerung hier schon seit Jahrhunderten siedelt? Aus 60 verschiedenen Kulturkreisen sind Juden in den letzten Jahren zu ihnen in die Stadt eingewandert, aus fast allen Nationen der Erde. Die Frage nach dem „Endstatus Jerusalems“ ist darum eine ungeheuerliche Herausforderung an die Fantasie der begabtesten Realpolitiker der Erde. Denn im Jahr 2000 muss Jerusalem endlich zu dem erhoben werden, was die Metropole des kleinen Landes mit seinen zwei uralten Völkern schon seit 2000 Jahren ganz unbestritten ist, zur Hauptstadt des Heiligen Landes.

31. Dezember 1999

Mit diesem Text begann quasi meine öffentliche Aussendung als neuer Korrespondent der WELT nach Jerusalem, in eine Position, die ich offiziell ab dem 1. Januar 2000 einnahm. Ich war 51

Jahre alt und hatte schon ein Leben hinter mir. Mein Vater war gerade so alt geworden, als er heute vor 60 Jahren starb. Den Kommentar hatte ich noch in München geschrieben und einen Tag vor Silvester nach Berlin geschickt. Das Stück war so etwas wie meine Visitenkarte, mit der ich die Stelle antrat, auch mit allen trügerischen Hoffnungen und falschen Erwartungen jener Tage, die dem Text bis jetzt noch anhaften wie ein zurückgelassener Fingerabdruck.

Nun, im Jahr 2018, hingegen hat der amerikanische Präsident Donald Trump Jerusalem zur alleinigen Hauptstadt Israels erklärt und die US-Botschaft von Tel Aviv an der Küste hinauf in die judäischen Berge verlegt. Im selben Jahr bin ich siebzig geworden, so alt wie der Staat Israel, wie ich mir zeit meines Lebens oft gesagt habe. Und irgendwie war ich – wohl typisch für viele meiner Generation – auch immer ein bisschen stolz darauf und habe lange geglaubt, wenn es einen einzigen Sinn der unermesslichen deutschen Schuldgeschichte gab, dann war es vielleicht ja doch die Gründung des Judenstaates als letzter sicherer Hafen für die Juden aller Welt, damit sich ein Holocaust nie mehr wiederholen kann.

Doch nun spendierte sich der Staat Israel zu seinem 70. Geburtstag eine „Israel Independence Coin" in 999er-Feinsilber und 24-karätigem Gold, mit einer Landkarte des Judenstaates von der Küste bis zu den Grenzen des Libanons, Syriens, Jordaniens und Ägyptens, wo Palästinenser mit eigenen Siedlungsgebieten in der Westbank oder in Gaza schon gar nicht mehr vorkamen. Ich hingegen spendierte mir zu meinem 70. Geburtstag die hier gesammelten Aufzeichnungen und Erinnerungen als Buch.

Denn 16 Jahre zuvor, am 6. Januar 2002, war ich noch Zeuge geworden, wie US-Präsident Bill Clinton sich in einer offiziellen Erklärung seiner Regierung darauf festlegte, dass Jerusalem die Hauptstadt zweier Nationen sein solle – als Jeruschalayim für Israel und als Al Kuds für Palästina –, wobei er sich auch hochoffiziell zum unveräußerlichen Recht der Palästinenser auf einen eigenen Staat westlich des Jordans bekannte, in vernünftigem Zusammenhang, mit stabilen Grenzen. Damals dachten viele Beobachter an einen „point of no return" in der Weltmachtpolitik Amerikas, so wie jetzt viele den letzten Schritt Präsident Trumps begreifen.

Déjà-vus suchen mich, je älter ich werde, regelmäßig heim. Was der neue „Friedensplan" Präsident Trumps für die zukünftigen „Tage hinter uns" aber heißen und entfesseln wird, ist völlig ungewiss. Die Realität des Heiligen Landes kann solch eine Zusage nicht verändern, mit dem ich vertraut bin wie mit kaum einem anderen fremden Land.

Denn auch in den fünfzehn Jahren vor meinem Dienstantritt für die WELT im Jahr 2000 hatte ich schon jede Gelegenheit genutzt, Dienstreisen für das Magazin der „Frankfurter Allgemeinen Zeitung" nach Jerusalem zu unternehmen. Ergebnis dieser Erkundungen war eine Anzahl von Reportagen, die ich 1997 schon unter dem Titel „Jerusalem, Jerusalem" im Verlag „Volk und Welt" in Berlin verbucht hatte. Wegen dieser und anderer Berichte hatte mich Mathias Döpfner, der damalige Chefredakteur der Tageszeitung „DIE WELT" und spätere Vorstandsvorsitzende des Axel-Springer-Verlags, im Sommer 1999 für sein Haus als Korrespondent angeworben, obwohl mir das Nachrichtengeschäft eigentlich unbekannt war. DIE WELT war das Flaggschiff Axel Cäsar Springers, der mit seiner solidarisch-lo-

yalen Haltung zu Israel in den 50er-, 60er- und 70er-Jahren des letzten Jahrhunderts ganz ähnlich wie ich in der Generation nach ihm gestrickt gewesen war.

Und nun lebte ich plötzlich in Jerusalem, wohin ich bisher immer als Besucher gekommen und bald wieder abgereist war. Jetzt dachte ich, wir würden bis zum Lebensende bleiben. Alle Regeln des neuen Berufs waren mir fremd. Ich hatte sie nirgends gelernt. Ich hatte nur hinschauen und aufschreiben gelernt, vor allem „by doing". Dass man abschreiben kann, kannte ich deshalb nicht. Auch nicht, dass man sich „briefen" lässt, mit anderen Worten, dass man sich als Profi in Hinterzimmern oder auf Pressekonferenzen erzählen lässt, was man besser schreiben soll. Auch das Motto des Mossad, des israelischen Geheimdienstes, kannte ich nicht, in dem es heißt: „Durch Täuschung sollst du Krieg führen." Und von der Waffe der Fake-News sprach damals überhaupt noch keiner. In diesem Sinn war ich von Anfang an eine Ausnahme unter meinen hochprofessionellen Kollegen, die all das wussten und beherrschten. Unter ihnen war ich nun eine Art „abentheuerlicher Simplizius Simplizissimus Teutsch" im letzten hundertjährigen Krieg der Juden und Philister um das Heilige Land, dessen östliche Hälfte der Staat Israel seit dem Jahr 1967 leider nur als Besatzungsmacht besitzt und beherrscht.

Davor hatte ich rund 20 Jahre frei wie ein Vogel als Reporter über alles Mögliche für das Magazin der FAZ schreiben dürfen und begann nun meine Aufgaben als Korrespondent in Jerusalem also mit dem Handwerkszeug eines Historikers, Schriftstellers und Lehrers und den Augen eines Kindes und habe deshalb sogleich geschrieben und beschrieben, was vor meinen Augen und offensichtlich geschah, jenseits aller Propaganda und Ideo-

logien. Schon im Oktober 2000 verfasste ich deshalb als Willkommensgruß an den deutschen Bundeskanzler Gerhard Schröder bei dessen Reise nach Jerusalem einen Leitartikel in der WELT, wo es hieß: „Israel ist in großer Not. Palästina ist in großer Not. Beide Nationen stehen sich auf engstem Raum hilflos fremd und über Kreuz gegenüber. Die schrecklichste Erkenntnis dämmert den Völkern freilich erst gerade: Solange Palästina nicht in Würde seinen Platz im Reigen der Nationen gefunden hat, darf auch die Errichtung des Staates Israel noch gar nicht als endgültig gelungen verstanden werden, auch über 50 Jahre nach der Ausrufung seiner Unabhängigkeit noch nicht. Israel hat sich mit seinen Siedlungen auf dem Boden des zukünftigen Staates Palästina fürchterlich an diesen Konflikt gekreuzigt. Palästina droht sich auf dem Weg der Gewalt zu verirren."

Und eine Woche später schrieb ich an gleicher Stelle: „Der Konflikt verlangt darum von allen, denen es Ernst ist mit dem Frieden, radikale Parteilichkeit – für beide Seiten!"

So, das ist klar, konnte in diesem kontaminierten Gelände und Minenfeld eigentlich nur ein Kind schreiben. Doch ich war, wie gesagt, 51 Jahre alt und Korrespondent der israel-freundlichsten Zeitung Deutschlands. Dennoch machte es mich fassungslos, wie wenig später die Stadt Jericho plötzlich inmitten der Wüste vor dem Toten Meer von einem viele, viele Kilometer langen vier Meter tiefen Graben umgeben war, der verhindern sollte, dass auch nur ein einziger Eselskarren unkontrolliert in die brütend heiße Oasenstadt hinein- oder hinausgeschoben werden konnte – alles um der vorgeblichen Sicherheit Israels willen. Ich zeigte die Fotos, die ich von der bizarren Anlage gemacht hatte, freimütig meinen Kollegen vom Fernsehen und den Printmedien. Alle schüttelten den Kopf, schauten mich groß an und murmelten, dass man das einmal zeigen müsse. Doch in den Medien habe ich nirgendwo jemals ein Foto dieser Abknebelung gesehen. Meine Kollegen waren Profis, ich war ein Liebhaber, auf Französisch: ein Amateur.

Den Terrorangriff auf die Twin-Towers in New York erlebte ich deshalb in der Elena-Hamalka-Straße vor dem Fernseher in Echtzeit, und kurz danach in den lokalen Fernsehsendern, wo die Bilder der brennenden Türme mit gefälschten Filmaufnahmen jubelnder Palästinenser in der Saladin-Street in Jerusalem zusammengeleimt wurden, die ich am selben Tag als Fußgänger wie ausgestorben erlebte.

Als Mossad-Chef Ephraim Halevi zwei Tage später den Terrorangriff vom 11. September als ein „Chanukka-Wunder" für Israel bezeichnete, schrieb ich es arglos auf und beobachtete, wie von diesem Tag an der alte Krieg um das Territorium des Heiligen Landes höchst erfolgreich zu einem „war against terror" umdeklariert wurde.

So habe ich mir in Jerusalem häufig einen fast schon wahnwitzigen Freimut erlaubt, erst recht für den Springer-Verlag, der mir mit seinem erklärten Eintreten für Israel (das ich in meinem Arbeitsvertrag bereitwillig unterschrieben hatte und jederzeit neu unterschreiben würde) viele Türen öffnete, für die ich nur dankbar war. Vor allem aber hat mir auch unser Audi mit deutschem Kennzeichen (M – PB 174) ganz außerordentliche Einblicke erlaubt, mit dem wir wie mit einem Tarnkappenfahrzeug ohne alle Probleme in die hintersten Winkel Palästinas reisen konnten, das heißt in alle Winkel der Westbank und des Gazastreifens, wo seit Jahrzehnten sonst kaum noch ein Fremder hinkam in diesem strikt isolierten Planeten Palästina, wo sich selbst die israelische Armee (IDF) fast nur mit Panzerwagen hineinwagte – und israelische Kolleginnen und Kollegen, wie ich hinzufügen muss, die zum Teil so mutig recherchieren und so ungeschönt und ungefiltert berichten, wie ich es nirgendwo sonst erlebt habe (auch wenn von diesen Informationen nur ein Bruchteil jemals die deutschen Medien erreicht).

Was manche Leser an meiner Berichterstattung danach aber für Freimut hielten, war deshalb im Grunde nur mein fehlender Verstand für das neue Metier und für all die Tricks, die ich nicht kannte. Mit diesem Missverständnis habe ich es stattdessen immer wieder unternommen, so nah wie möglich an das kritische Geschehen zu kommen, um es so genau protokollieren zu können, wie ein Wissenschaftsreporter eine Herzoperation schildern würde, deren Zeuge er sein durfte. Dabei sind mir Steinsplitter ins Gesicht gespritzt und Kugeln um die Ohren geflogen – und um die Ohren meiner Frau, die sehr oft dabei war, meist am Steuer unseres Audi.

Und noch eins kam dazu, wo ich gerade meine Frau erwähne. Etwa ein Jahr zuvor hatten wir angefangen, im Auto im Wechsel den Rosenkranz zu beten, und diese schöne Gewohnheit hielten wir nun erst recht im Heiligen Land bei. Nichts sprach dagegen, alles dafür. Dadurch konnten die ungläubigen Leser der WELT oft nur mit Staunen verfolgen und wahrnehmen, wie sich unter ihren Augen offensichtlich ein Pilger, der sich auf geheimnisvolle Weise in die Stadt verirrt hatte, der das Christentum entstammt, unversehens in einen Kriegsreporter verwandelte und Pilger blieb.

Unser Anker in Jerusalem wurde in dieser Kreuzfahrt neben der Grabes- und Auferstehungsbasilika Kaiser Konstantins aus dem Jahr 335 die sogenannte „Dormitio" Kaiser Wilhelm II. Das ist die benediktinische Abtei „Mariä Heimgang" auf dem Zions-

berg, wo der Tradition zufolge die Gottesmutter um das Jahr 50 entschlafen ist, unmittelbar neben dem Ort, wo ihr Sohn seine Apostel vor seinem Kreuzestod zum Letzten Abendmahl versammelt hatte. Es wurde unsere neue Heimat und blieb es. Mitten in dem Aufstand der Intifada hatte ich es mir deshalb auch nicht nehmen lassen, Jerusalem gegen das Unverständnis und den Widerstand fassungsloser Kolleginnen und Kollegen in Berlin immer wieder neu als Quellgrund unserer Geschichte und christlicher Identität vorzustellen.

Es war ein Wunder und heldenhaft loyal, dass der Chefredakteur mir für all dies die Freiheit ließ – während besorgte Theologie-Professoren mit Dossiers und dicken Dokumentationen bei ihm auftauchten, mit denen sie nachzuweisen versuchten, dass ich ein Antisemit und völlig fehl an meinem Platz sei. Es fehlte auch nicht an Alarmsignalen verschiedener Kollegen und Aufpasser aus der Redaktion und warnenden Anrufen aus London oder Tel Aviv. Kein Wunder war es indes, dass ich zwei Jahre später nach Rom versetzt wurde.

Manche der Stücke aus den Jahren davor – im Haus „der Tage vor uns" – lese ich deshalb noch heute, als stammten sie von einem Fremden, obwohl ich auch fast zwei Jahrzehnte später noch große Teile davon auf geheimnisvolle Weise fast auswendig kann. Vier meiner späteren Bücher verdanken sich wesentlich den Erfahrungen, die sich in diesen Aufzeichnungen kondensiert wiederfinden. Doch die hier vorgelegte kleine Auswahl versammelt nun lauter Originale dieser Grundlagen, die alle unter großem Druck und in Windeseile unter oft widrigsten Umständen aufgezeichnet wurden. Wiederholungen habe ich hier und da gestrichen. Doch sonst sind alle Stücke unverändert und wurden nirgendwo dem heutigen Wissensstand ange-

passt. Am schwierigsten fiel deshalb vor allem die Auswahl, das heißt, viele Artikel nicht in diese Sammlung aufzunehmen, die sich heute hintereinander gereiht fast wie ein Entwicklungsroman lesen und wie ein deutsches Lehrbuch.

Weder unnützer Hochmut noch falsche Bescheidenheit hindern mich danach daran, diese Berichte in vieler Hinsicht für einzigartige Zeitdokumente jener historischen Schlüsseljahre zu halten, in denen über die Zukunft der Stadt und des Landes maßgeblich entschieden wurde. Für uns wurde diese Zeit zur wichtigsten unseres Lebens. Doch noch einmal zurück zum Anfang, zum 31. Dezember 1999. Bald würde ich Bürger Jerusalems sein, dachte ich damals, wie es Paulus einmal war. Bald würde ich dort einwandern und bleiben. Deshalb hatte ich mir meinen ersten kleinen Text für DIE WELT auch als eine Art Notenschlüssel der zukünftigen Arbeit vorgestellt, noch ohne jede Ahnung der Dramen, die die teilnehmenden Orchester des kommenden Konzerts tatsächlich aufführen würden. Bis wir dann aber endlich von München über Berlin, Krakau, Auschwitz, Venedig und Rom in unserer Wohnung in der Helena-Hamalka-Street vor dem Damaskustor angekommen waren und beginnen konnten, unsere Umzugskisten auszupacken, die per Schiff in Haifa an Land gegangen waren, vergingen Wochen. Ebenso lange dauerte es, bis ich meinen ersten Artikel nach Berlin absetzen konnte, quasi als ersten Funkspruch aus Jerusalem, auch damals natürlich schon als E-Mail. Das digitale Zeitalter hatte begonnen und das analoge abgelöst.

PB, Rom, am 21. Juli 2018

Ungeheuer oben

26. Februar 2000

Jerusalem empfängt seine Neueinwanderer nicht mit offenen Armen. Und wenn doch, dann nimmt die Stadt sie am liebsten so zur Brust, dass ihnen gleich die Luft wegbleibt – wie vorgestern Mittag. Wie hätten wir daran denken sollen, dass gerade das Freitagsgebet der Muslime vor der Al-Aksa-Moschee geendet hatte, als wir unbedacht von der Via Dolorosa die falsche Abzweigung genommen hatten. Plötzlich wurden wir von den versammelten Frommen nur noch in eine Richtung weggeschoben. Kein Weg führte zurück. Millimeter um Millimeter ging es immer nur noch vorwärts, in Zeitlupe, mehrere hundert Meter lang, auf das Damaskustor zu. Hinter diesem Nadelöhr aber, in der Nablus Road, schwanden einem schnell in dem Dieselgestank die Sinne. Alle Busse Ostjerusalems stauten sich dort zur gleichen Zeit. Ihr Hupkonzert brach sich an den Mauern und krachte satt zurück auf die Trommelfelle. Ja, die Stadt ist märchenhaft – laut. Und Ende Februar auch noch viel kälter, als der Sonnenschein vortäuscht. Der eisige Wind, der von Spanien her über das Mittelmeer fast ungehindert die Mauern Zions erreicht, hat von der Stimme nur noch ein Krächzen übrig gelassen. Das ist wenig hilfreich bei den vielen nötigen Behördengängen in diesen Tagen. Von dem sozialistischen Entwurf der Staatsgründer Israels hat am östlichen Mittelmeerufer eine legendäre Bürokratie alle Systemveränderungen der Welt ganz unbeschadet überstanden. In seiner neuen Heimat ist Kishon weniger ein Satiriker, wie sich auf den Gängen und Fluren der verschiedenen

Ministerien bald zeigt, hier ist er ein bescheiden untertreibender Realist. Gerade sucht wieder eine gigantische Teuerung das Haus Jakob heim. Für eine Deutsche Mark rücken die Wechsler zwar zwei neue israelische Schekel heraus, tatsächlich ist sie hier aber nur noch 50 Pfennig wert. Der Wirrwarr der vielen Kalender an einem Ort, die Umschaltung der europäisch-christlichen Wochenuhr vom Sonntag auf den islamischen Freitag und den Sabbat der Juden bringt den Rhythmus der bisherigen Existenz ins Stolpern.

Doch richtig den Blick dafür zu verstellen, was diese Stadt so einzigartig unter allen Städten und Stätten dieser Erde macht – und weswegen sie eben so oft schon von zu vielen Menschen auf einmal geliebt wurde! –, können auch all diese kleinen und größeren Plagen zusammen nicht wirklich. – Die Wohnung ist noch leer, die Kisten mit den Tischen, Schränken und Büchern sind noch auf hoher See unterwegs (von denen leider nur die Bücher vollkommen zollfrei sein sollen) und die eisernen Blenden vor dem Schlafzimmer sind von zwei großkalibrigen Einschusslöchern verziert. Doch vor dem Fenster tragen schon ein Zitronen- und ein Apfelsinenbäumchen gelbe und orange Frucht. Daneben fängt der Mandelstrauch frühlingsweiß zu blühen an. Ein makellos klarer Himmel wölbte sich letzte Nacht und heute den ganzen Tag über unserem Hof. Und gestern Abend, mit nur ein wenig Abstand, offenbarte sich Jerusalem seinen Heimkehrern mit einem Mal wieder wie in den Tagen der Vorzeit. Wir kamen von Jericho hoch, Kurve um Kurve. Hinter uns im Osten war es schon dunkel. Vor unseren Augen aber verzauberte die Dämmerung wieder einmal Stein um Stein der judäischen Wüste. Dahinter ein lodernd flammendes Farbschauspiel über dem Horizont, orange, rot, dann violett – und mitten darin, auf dem Rist des Gipfels, in der Ferne, in der Höhe, die Silhouette der Stadt als schwarzer Scherenschnitt vor dem Himmel, mit dem Turm der russischen Kirche als spitzer Kompassnadel auf dem Ölberg. Das ist Jerusalem. Ungeheuer oben!

Dasselbe Jahr 2000 war von Papst Johannes Paul II. in Rom auch zum Heiligen Jahr erklärt worden, wobei er versprochen hatte: „In diesem Großen Jubiläumsjahr werden wir durch unseren Glauben zu Pilgern auf den Fußspuren Gottes." In diesem Jahr wollte er deshalb auch sein eigenes Pontifikat mit einer Pilgerreise ins Heilige Land krönen. Doch in den Irak, dem antiken Ur und der alten Heimat Abrahams, wo die Reise im Januar beginnen sollte, konnte er aus Sicherheitsgründen nicht hin und aus Gründen der geopolitischen Spannungen, an denen viele mitwirkten und beteiligt waren. So begann der später heiliggesprochene Papst diese Reise erst am 25. Februar 2000 in Ägypten. Als er am Samstag, dem 26. Februar, im Katharinenkloster am Sinai die offizielle Reise wirklich antrat, am Fuß vom „Berg des Verlangens", wo Mose in „die leuchtende Finsternis" eintrat, wie der alte Mann sagte, hatte ich all dies noch in Berlin in der Redaktion am Fernsehen verfolgt. Erst als er nach Jerusalem kam, war auch ich dort zugegen, um ihn zu begleiten in meinem ersten großen Einsatz und mit meinen ersten Berichten.

Im Auge des Hurrikans

21. März 2000

Inmitten des von ihm entfachten Medienorkans hat der Papst am Donnerstagmorgen in aller Stille mit nur zwölf Begleitern aus den verschiedenen katholischen Riten im Heiligen Land die Eucharistie im sogenannten „Coenaculum“ gefeiert. Das ist das leere Obergeschoss eines labyrinthisch verwinkelten Gebäudes (neben der Dormitio-Basilika der deutschen Benediktiner), das in Jerusalem traditionell als der Raum verehrt wird, in dem Jesus mit den Aposteln das Letzte Abendmahl verzehrte. Außerdem sollen sie sich nach seiner Kreuzigung bis zum ersten Pfingsttag hier mit Maria versammelt haben, obwohl leicht zu erkennen ist, dass wesentliche Teile der Architektur kaum älter als 800 Jahre alt sein können. Im Untergeschoss des gleichen Hauses wird jüdischen Pilgern aus aller Welt hingegen in einem kleineren Zimmer das Grab Davids gezeigt. Was die verschiedenen Reiseführer oben oder unten hintereinander zu diesem Haus erzählen, ist ein Wettstreit abenteuerlicher Widersprüche. Am aufregendsten ist freilich, was die Archäologie zu der Geschichte des Gemäuers zu erzählen weiß.

Es ist einleuchtend, dass die erste Generation nach Jesus, die die Abendmahlstradition hier oben auf dem Zionsberg begründete, noch genau wusste, wo dieses Gründungsereignis stattgefunden hatte. Gewiss ist aber auch, dass im Jahr 70 in der Zerstörung Jerusalems durch die Römer kaum ein Haus heil geblieben war, nachdem kurz zuvor die erste jüdisch-christliche Gemeinde über den Jordan nach Pella geflohen war. Die Stadt war ein einziger Trümmerhaufen – in dem ortskundige Flüchtlinge nach ihrer Rückkehr dennoch leicht die Stelle wiederfinden mochten, wo sie zur Erinnerung gleich eine kleine erste Synagogen-Kirche errichteten, die sie die „Kirche der Apostel“ nannten. Das muss kurz nach dem Jahr 70 gewesen sein und das war genau hier: Es war der kleine Raum unter dem Abendmahlssaal, in dem heute der Kenotaph des Davidsgrabes verehrt wird (den die Kreuzfahrer viel später da aufstellten).

Dieser Raum ist der wohl älteste Kirchenbau der Welt. In Teilen seiner Außenmauern sind jetzt noch mit bloßem Auge unregelmäßig große herodianische Steine erkennbar, wie sie sich auch in der Klagemauer finden. Abgeschlagene Kanten und Ecken der Steine legen nahe, dass sie aus anderen Teilen der Stadt hierhin geschleppt worden sind, wahrscheinlich sogar aus den Trümmern des herodianischen Tempels selbst, vielleicht sogar aus der Substanz des Allerheiligsten. Auf der frühesten Karte Jerusalems in einem alten Bodenmosaik in Madaba in Jordanien ist das kleine Häuschen noch deutlich als eigener Bau neben der Hagia-Maria-Sion-Basilika zu erkennen. Auch auf dem Apsismosaik der Pudentiana-Kirche in Rom aus dem Jahr 400 ist der freistehende Bau noch gut identifizierbar. Später verlegten die Kreuzfahrer den Bau in das Innere ihrer schon längst wieder zerstörten Marienkathedrale. Nur dieser Raum blieb immer unzerstört, dessen Achse seit frühester Zeit exakt auf das nahe leere Grab Christi hinter dem Golgotha verweist. Alles deutet darauf hin, dass hier also tatsächlich der reale geometrische Raum ummantelt ist, in dem die Weltkirche entstand. Es ist die Mutter aller Kirchen. Näher als in diesen Morgenstunden ist der Papst den Grundsteinen aller Kirchen und Kapellen in Ost und West sein Lebtag noch nicht gekommen.

Der Papst in Bethlehem

22. März 2000

Mit dem Papst kam der Regen noch einmal zurück. Israel und Palästina sind grün geworden in diesen Tagen. Die judäische Wüste blüht. Auf dem Weg zu dem Kloster Mar Saba hinunter schimmern manche Berge und Hügel unter einem so zarten, vergänglichen Blütenteppich, als habe Gott sie persönlich in der letzten Nacht noch einmal angehaucht: gelb, rot, rosa. Nahrung satt für die Bienen und Ziegen, für die Milch und den Honig, die diesem Landstrich für alle Zeiten verheißen sind. Wie zwei Kronen liegen hoch oben auf dem Kamm dieser Lieblingslandschaft des Schöpfers Jerusalem und Bethlehem.

Nur acht Kilometer trennen die beiden alten Königsstädte, die wie eine Vorstadt zur Hauptstadt nebeneinanderliegen – und die beide nun dennoch dank des Friedensprozesses wieder durch eine Grenze getrennt sind. Denn anders als in Europa, wo sich alte Erzfeinde heute endlich vereinigen (nach den Flüssen von Blut, die noch im letzten Jahrhundert dafür geflossen sind), muss dieses Land sich nun erst einmal trennen, um endlich in Frieden leben zu können. Das aber scheint noch schwieriger als eine Vereinigung.

Bethlehem liegt in der Zone A. Die besteht auf der Landkarte aus einigen wenigen Flecken, in denen die palästinensischen Behörden für alle zivilen und öffentlichen Angelegenheiten und für die innere Sicherheit schon die volle Verantwortung haben. In der Zone B, einem etwas größeren, aber ebenfalls noch völlig unzusammenhängenden Teil dieses Flickenteppichs, sind die Palästinenser für alle zivilen Angelegenheiten und für die öffentliche Ordung zuständig, die Israelis aber weiterhin für die Sicherheit ihrer dort lebenden Mitbürger. Nach dem Sechstagekrieg sind zahllose Juden in diese eroberten Gebiete gezogen, um sie mit vielen neuen Siedlungen neben den alten arabischen Dörfern in Besitz zu nehmen. Schaut man nur auf die Landkarte, dann drängt dieser Flickenteppich heute gleichwohl mit unaufhaltbarer Dynamik nach einer Vereinigung der vielen Einzelteile. Dass hier zwischen dem Jordan und dem Mittelmeer endlich zusammenwächst, was zusammengehört.

Die erste Nacht, die der Papst in Jerusalem verbrachte, hallte wider von Schüssen und Explosionen. Doch es war kein neuer Krieg, sondern nur der jährliche Freudentaumel, mit dem die Jugend Israels das Purimfest feiert, in Erinnerung eines glücklich abgewendeten Holocausts durch den bösen Hamann in babylonischer Vorzeit, den die kluge Esther vereitelte. So jung kann in Israel keiner sein, dass sein Gedächtnis der Gefährdung seines Volkes nicht in die Tiefe der Geschichte zurückreichen würde. Die Völker des Nahen Ostens vergessen nichts, alle Vergangenheiten schimmern hier immer wie auf mittelalterlichen Palimpsesten durch jede Gegenwart und alle Landkarten hindurch.

Kurz hinter dem Grab der Matriarchin Rachel, der Frau Jakobs, die hier in Bethlehem bei der Geburt ihres jüngsten Sohnes Benjamin starb, geht der Verkehr heute Morgen überhaupt nicht mehr weiter. Israelische Sicherheitskräfte haben in der Nebenstraße ein verdächtiges Objekt entdeckt. Ein paar hundert Meter weiter stehen die palästinensischen Ordnungskräfte Kopf. So etwas haben sie noch nie erlebt. Die Stadt ist in einer einzigen Erregung. Fahnen, Trommeln und Pfeifen überall. Soldaten, Polizisten, Pfadfinder, Kinder, Alte, Journalisten, Christen und Moslems laufen wie in einem erregten Basar durcheinander. Der Papst ist in Jerusalem schon aufgestiegen, jetzt ist er in der Luft, gleich wird er landen, gleich steht dem Ort der historischste Moment seit vielen, vielen Jahren ins Haus. Der Papst wird kommen und alles, alles ändern, der ja nicht nur den Staat Israel 1993, sondern schon 1984 die nationalen Rechte der Palästinenser anerkannt hat.

Der Himmel ist grau. Doch für Jassir Arafat muss er golden wirken, als er auf dem Helikopterhügel oberhalb der Stadt mit wenigen Begleitern den Gast aus Rom erwartet: einen gebeugten alten Mann in Weiß, der ihm noch unter den rotierenden Blättern des Hubschraubers mühsam entgegenkommt. Er schafft es nicht mehr, wie früher den Boden zu küssen. So wird ihm nun auch hier eine goldene Schale mit palästinensischer Erde an die Lippen gehalten, wie gestern auf dem Ben Gurion Airport vor Tel Aviv, wo ihm ein Mädchen eine Schale mit dem Boden von Eretz Israel zum Küssen hinhielt.

„Schon im ersten Jahr meines Pontifikats war es mein Wunsch, hier Weihnachten feiern zu können“, wird er nachher in seiner Predigt auf dem Krippenplatz vor der Geburtskirche mit fester Stimme sagen. „Bisher war es unmöglich. Heute ist es endlich möglich geworden. Vor 2000 Jahren hat sich hier eine Hoffnung der Menschheit erfüllt. Deshalb ist Bethlehem das Herz meiner Pilgerreise in diesem Jubiläumsjahr. Hier ist immer Weihnachten. Und mit den Engeln der Christnacht kann ich heute sagen: Ich bin gekommen, euch eine große Freude zu verkünden. Habt keine Furcht, habt keine Furcht!“

Der Platz ist bis auf den letzten Quadratzentimeter mit Menschen gefüllt, über denen sich die Eucharistiefeier mit einer orientalischen Farbenpracht entfaltet, als wären die Weisen aus dem Morgenland noch einmal in die Stadt zurückgekommen. Zur Opferung werden ihm ein Brot, ein Ölbäumchen und ein junges Lamm von einem alten Schäferehepaar die Treppen hinaufgetragen, die Frau in der Tracht Bethlehems, die Kreuzfahrer im Mittelalter einmal vom Rhein hierhingebracht haben. Ein ergreifender arabischer Gesang des jüdischen Propheten Jesaja hat die Feier eingeleitet: „Das Volk, das im Finstern wandelte, hat ein großes Licht gesehen."

„Allahu akbar! Gott ist größer!", setzt der Muezzin vom Minarett am anderen Ende des Platzes gerade in dem Moment ein, als der Papst seine Predigt mit „Assalem aleikum" geendet hat, in der er zuvor „das Geheimnis der Erlösung in der Schwäche eines Neugeborenen" gepriesen hat, mit dem der Name Bethlehem für immer in die Weltgeschichte eingeritzt worden sei („This is no easy truth. This is no easy truth"). Dann bricht er nach Dehaischeh auf, dem Flüchtlingslager im Süden Bethlehems mit etwa 10.000 Menschen, für die er das Wort „Geburt" mit so ganz besonderer Betonung gesprochen hat. Seine Kraft scheint unerschöpflich.

Sie war schon am Morgen in der Residenz Arafats zu bewundern, als er dort nach dem offiziellen Empfang so unermüdlich einem nicht enden wollenden Defilee von Ehrengästen die Rechte zum Gruß hinreichte. Seine Hand ist so weich, seine Haut so zart. Und doch spürt jeder bei seinem Händedruck, dass es der zupackende Griff des Geburtshelfers bei der so schwierigen und quälend langen Geburt des Staates Palästina ist.

Mein Gott, mein Gott

23. März 2000

Der Erwartungsdruck ist ungeheuer, dem der Papst in Yad Vashem begegnet. Über der Halle der Erinnerung an den größten Massenmord der Weltgeschichte brummen Helikopter wie böse Insekten. Ein Heer von Sicherheitsleuten umringt den Ort, als gelte es, diesen Moment wie keinen anderen Augenblick Israels in der großen und tragischen Geschichte der Juden und Christen zu schützen. In der Halle angespannte Stille. Wird er mehr sagen, als er schon gesagt hat? Wird er über die Bitte um Vergebung vom Anfang des Monats in Rom noch hinausgehen?

Er steht im Dämmer der Halle auf seinen Stock gebeugt, schaut in die ewige Flamme. Ein Mädchenchor stimmt „Eli, Eli“ an: „Mein Gott, mein Gott“, die letzten Worte Christi am Kreuz. Hanna Senesch aus Budapest hat dieses kurze Lied 1942 in Palästina aus den ersten Worten gedichtet, die sie auf Hebräisch gelernt hat, bevor sie sich zur Fallschirmspringerin ausbilden ließ, hinter den deutschen Linien absprang, gefangen, gefoltert und umgebracht wurde. „Der Sand, das Meer, das Rauschen der Wellen, das Blau des Himmels. Das ist das Gebet der Menschen.“ Das Blau des Himmels wölbt sich über Yad Vashem.

Im Innern der Halle steht der Papst vor der Flamme und zittert leicht. Zwei Kardinäle tragen einen Blumenkranz vor die Flamme, gelb und weiß, in den Farben der Vatikans. Der Papst folgt ihnen so stockend, dass man Angst um sein Lebenslicht haben könnte, verneigt sich. Ein Abschiedsbrief aus dem Abgrund der Hölle wird vorgelesen, von einer Frau Genya Klepfisz-Judzka vom 27. September 1943: „Liebes Fräulein Bronja, schreckliche Dinge sind in letzter Zeit mit mir geschehen ... Ich bitte dich, hab gut Acht auf meinen Sohn, sei Du ihm eine Mutter. Ich fürchte, dass er sich erkältet – er ist doch so zart und verletzlich ... Jeden Tag bete ich zu Gott, dass du um meiner Leiden willen Glück in der Zukunft finden mögst, dass du nie von deinen Kindern getrennt werden musst und dich wie eine Mutter um sie sorgen und lieben darfst. Kannst du diese Qual verstehen? ... Achte bitte darauf, dass er sich warm anzieht und auch Socken trägt. Ich kann nicht weiterschreiben. Mir sind alle Tränen ausgegangen. Gott schütze euch beide. Liebe und Küsse Genya."

Ein Kantor singt. Sechs Überlebende werden dem Papst aus Polen vorgestellt, darunter – in Tränen – Edith Tzirer aus seiner Heimat, die am Tag der Befreiung ihres KZs mit Tuberkulose und kraftlos am Zaun des Lagers von einem jungen Priester aufgefunden wurde, der ihr das erste Stück Brot und eine Tasse Tee gab und sie auf seinem Rücken drei Kilometer zur nächsten Bahnstation getragen hat. Seinen Namen hat sie nie vergessen: Karol Woytila.

Und dann bewegt sich der altgewordene Priester an das Pult, mit einem Psalm König Davids: „Ich bin wie ein zerbrochenes Gefäß geworden. Ich höre das Flüstern von so vielen – Schrecken von allen Seiten, wie sie sich gegen mich zusammenrotten, sich verschwören, um mir das Leben zu rauben. Ich aber baue auf dich, mein Herr: ich sage ‚Du bist mein Gott.'" Seine Stimme ist so leise. Mit keinem Wort weicht er von dem Papier in seinen zitternden Händen ab. Auch Ehud Baraks Stimme bricht mehrmals in seiner Antwort: „Sie haben mehr als irgendjemand sonst getan, um die Haltung der Kirche zum Volk Israel zu verändern ... Und ich kann sagen, Eure Heiligkeit, dass Ihre Ankunft in diesem Zelt der Erinnerung ein Höhepunkt dieser historischen Heilsreise ist ... Gott segne Sie in Israel." – Es ist ein Wendepunkt. Die letzten Worte sind kaum gesprochen, als in den TV-Sendern die Diskussionen darüber beginnen, ob es genug war. Handys pfeifen, die Laptops der Journalisten beginnen zu flimmern, der Himmel über Yad Vashem bezieht sich grau, während noch einmal das letzte Bild der Rede des Papstes über die Bildschirme huscht: „Ich höre das Wispern von so vielen – Schrecken überall um mich herum. Ich aber setze auf dich, mein Herr: ‚Du bist mein Gott.'"

Auf dem Berg der Seligpreisungen

25. März 2000

Sturm auf Sturm fegte heute Nacht durch Jerusalem. Regenböen peitschten über die Sturzbäche, in die sie die Straßen verwandelt hatten. So wird man sich im alten Israel wohl die „Ruach" vorgestellt haben, den Geistwind Gottes, wenn er hier durch die Bärte und zerzausten Haare der Propheten fuhr. Am See Genezareth war aus dem Sturm dann nur noch ein Säuseln übrig geblieben. Morgenrot schimmerte wie in einer goldenen Patene auf dem „Auge Galiläas". Ein blaues Zelt spannte sich von Westen hier über das Wasser. Die Lilien des Feldes blühen, die Vögel des Himmels zwitschern und schwirren durch die Büsche. Wenn Judäa die Lieblingslandschaft des Schöpfers ist, dann muss Galiläa die Lieblingslandschaft seines Sohnes und seiner Mutter sein. Diese Unterscheidung der

Sympathie muss wohl auch innerhalb der Dreifaltigkeit erlaubt sein, besonders im Frühling. Denn hier hat Jesus von Nazareth gelebt. Hier am See hat er die letzten drei Jahre seines Lebens verbracht, bevor er von hier aus seine letzte Reise durch das Jordantal antrat, hinab nach Jericho in die tiefste Stadt der Welt, und von dort schließlich hinauf nach Jerusalem auf den Hügel Golgotha und immer höher.

Am Profil der Landschaft hat sich seitdem nicht das Geringste verändert. Da vorne liegt Magdala, dahinter Kafarnaum und da drüben Betsaida, die Geburtsstadt des Apostels Petrus, dessen Nachfolger heute hier für den größten Menschenauflauf des Staates Israel – wenn nicht des ganzen Nahen Ostens – verantwortlich ist. Die kleinste Religionsgemeinschaft des Heiligen Landes sprengt in diesen Tagen alle Normen Israels. Seit Tagen und Stunden winden sich endlose Menschenströme zu einem der Hügel über Tabgha hoch, aus allen Ländern der Erde, zum Berg der Seligpreisungen, dessen angenommene Identität sich einem Beduinenausdruck verdankt, die hier in der ältesten ungebrochenen mündlichen Tradition der Region seit Urzeiten eine zweitausendjährige Terebinthe als einen „Baum, den der Messias gesegnet hat", verehrten und verehren.

Das ist der neue Sinai, auf dem Jesus die „Magna Charta" der Christenheit verkündet hat, die jener Hinwendung zu den Schwachen, Ausgestoßenen und Verfolgten zugrunde liegt, der die westliche Zivilisation ihre schönsten Züge verdankt. Heute will er dieses Licht der Jugend der Christenheit wie eine Fackel in die Zukunft des Cyberspace zur Dämmerung des neuen Jahrtausends weitergeben: „Selig, die Verfolgung leiden ..." Heute ist er als Lehrer hier: „Diese beiden Berge, der Sinai und dieser Hügel, bieten uns eine Landkarte unseres christlichen Lebens ... Das Gesetz und die Seligpreisungen ... markieren den Königsweg zur spirituellen Reife und Freiheit. Gesegnet seid ihr, die ihr wie Verlierer erscheint ... Jetzt ist es an euch, die Botschaft weiterzutragen. The kingdom is yours, yours, yours!" Hier flüstert er nicht mehr, hier ruft er. Das Echo seiner Predigt rollt vor über die unübersehbare Menge und zurück zu dem großen Beduinenzelt, in dem der Pilger seinen Sitz eingenommen hat: „blessed, blessed, blessed .... friends, friends, friends ... Amen, Amen, Amen."

Heiterkeit liegt über dem Areal und dieser Eucharistiefeier, die Johannes Paul II. als neue Aussendung und Beauftragung zelebriert. Keiner achtet die Pfützen, den Schlamm und die Wolken, die sich wieder tief und im schnellen Wechsel und hin und zurück über den Berg bewegen. Am Schluss ist es, als wolle er den Ort gar nicht verlassen. Zum ersten Mal sieht man ihn seit Tagen lächeln, bar jeder Anstrengung, als er noch ein wenig sitzen bleibt, die Augen über die Menge und den Silbersee schweifen läßt. Nach rechts hinüber zum Berg Arbel, dahinter zu den Hörnern von Hittin, an dem Saladin vor 800 Jahren das Schicksal des europäischen Kreuzfahrerstaates besiegelte, zum Berg Tabor, der sich dahinter wie eine Erscheinung aus dem Horizont heraushebt, und nach links zum Golan, wo in den ersten Jahrhunderten vor dem Erscheinen des Islam so viele Christengemeinden blühten. Und doch schaut er nicht zurück, sondern nach vorn, Sonne liegt auf seinem Gesicht, als er sich endlich erhebt, langsam mit seinem Hirtenstab zu einem großen Kreuz nach rechts hinübergeht, dem Gekreuzigten die Füße küsst und winkend das Zelt nach hinten verlässt. Wind fährt durch seine Messgewänder.

Abschied vom Zion

26. März 2000

In der Abenddämmerung vor seinem Abschied hat sich der Papst im Garten Gethsemani noch einmal minutenlang über den Felsen der Todesangst gebeugt, wo die Christen Jerusalems und Pilger aus aller Welt das Stück Erde verehren, das den blutigen Angstschweiß Jesu aufgefangen hat. Es war seine letzte Nacht. Gerade hatte Judas ihn verraten, er wurde schon zu den Verbrechern gerechnet, die Jünger schliefen vor Anstrengung einen Steinwurf weiter, als er hier noch einmal allein und verzweifelt betete. Er wusste, was auf ihn zukam. Von der Stadt her war das Verhaftungskommando unterwegs. Wolkengebirge türmten sich wie jetzt jenseits des Kidrontales über der Tempelmauer hoch. Blaulicht um Blaulicht flackert auf den abgesperrten Straßen. Hubschrauber tasten mit Suchscheinwerfern die uralten Ölbäume des Gartens ab, in dem es von schwer bewaffneten Soldaten wimmelt. Den Betenden stört es so wenig wie das Blitzlichtgewitter, das ihn seit Jahren als Wetterleuchten umhüllt. Den Kopf in die Hände gestützt, die Schultern gebeugt, als trage er eine Welt darauf, verharrt er im Knien vor dem nackten Fels, als wäre dies der innerste Zweck seiner Reise. Dieses Bild wird von ihm bleiben.

Zum ersten Mal seit einer Woche spannt sich am Morgen des nächsten Tages ein makel- und wolkenlos blauer Himmel über die Heilige Stadt. Die Sonne blendet. Schon in der Früh wird es heiß an diesem Tag, der für die Sicherheitleute ein Alptraum sein muss. Die Altstadt muss „steril" gemacht werden. Uniformen, wohin das Auge blickt, in den Straßen, den Fenstern, den Türen, auf den Dächern, überall. Unzählige Straßen sind unpassierbar. In einem furiosen Dreiklang wird Johannes Paul II. sich heute aus Zion verabschieden: vom Tempelberg, der Klagemauer und schließlich dem Herzstück des christlichen Jerusalem, das die Christen des Westens Grabes- und die Christen des Ostens Auferstehungskirche nennen. Denn tatsächlich überwölbt dieses Haus ohne jeden vernünftigen Zweifel den ehemaligen Hügel Golgotha vor der alten Stadtmauer und das nahe leere Grab an dem Ort, wo früher einmal ein Garten war. Es ist und bleibt bis zum Ende der Tage dieser Ort, wo der anstößig grausame Galgen des Kreuzes für die Völker der Antike zum Siegeszeichen wurde, vor dem dreihundert Jahre später Rom als die Beherrscherin des westlichen Erdkreises kapitulierte – als der Anbeginn des Abendlands und der westlichen Zivilisation. Kein Haus Jerusalems symbolisiert das Geheimnis und den undurchdringlich verwachsenen Labyrinthcharakter der Stadt und seiner Geschichte so sehr wie dieser Dom inmitten der Altstadt.

Doch zuerst steigt der Papst zum Tempelberg hinauf. Es ist der Platz, wo im 7. Jahrhundert christlich-byzantinische Architekten im Auftrag der neuen muslimischen Herrscher den herrlichen Felsendom über der Stelle – und anstelle – des ersten und zweiten jüdischen Tempels des Gottes Abrahams, Isaaks, Jakobs und Jesu errichteten, nach den Maßangaben des himmlischen Jerusalem aus der Apokalypse des Johannes. Es ist der vielleicht schönste und gewiss der brisanteste Platz des Planeten: das drittwichtigste Heiligtum der Muslime mitten in Jerusalem, auf der Schnittstelle zweier Welten. Würdenträger des „heiligen Bezirks“ empfangen den Pilger in Weiß und tragen ihm ihre Klagen vor. „Allahu akbar!“, rufen Demonstranten hinter den Absperrungen, und: „Wer tötet die Muslime im Kosovo? Sind es nicht Christen!“ und zu den jüdischen Sicherheitskräften gewandt: „Wartet nur! Mohammeds Armee kommt bald zurück.“ Die Sonne blendet und spiegelt sich in der Goldkuppel.

Dann steht der Papst an der Klagemauer, gerade einen Steinwurf unter dem Plateau, dem letzten Rest des Tempels seit der Zerstörung durch die Römer, der den Juden seit zweitausend Jahren von ihrem Allerheiligsten geblieben ist. „Kotel“ wird sie auf Hebräisch genannt, nach dem Hohenlied, wo dieser Ausdruck das Fenster schaut, durch das der Liebhaber auf seine Geliebte schaut. In den Ritzen wird jeden Tag von den Gläubigen Gottes seine Gegenwart verehrt. Hier schaut er wie nirgendwo sonst auf sein zurückgekehrtes Volk. Der Papst verharrt kurz davor und schiebt eine von ihm unterschriebene Notiz in eine der Spalten. „... Wir bitten um Vergebung für alle Übel, die wir dem Volk des Bundes angetan haben. Johannes Paulus II. 26. März 2000.“

Rabbi Melchior, der den Papst an der Mauer mit einer Bibel in Empfang genommen hat, begrüßt „die Festlegung der katholischen Kirche auf ein Ende der Ära des Hasses, der Erniedrigung und Verfolgung des jüdischen Volkes. So muss auch Jerusalem jeden Hass, Kampf und jedes Blutvergießen zurückweisen und wieder zur ‚Stadt des Friedens‘ und einer Quelle der Heiligkeit werden.“

Auf dem Weg zum feierlichen Abschlussgottesdienst in der Grabeskirche legt der Pontifex schließlich noch eine letzte, nirgendwo angekündigte Rast im Konvent der Armenier ein, der vierten Weltreligion Jerusalems, die hier den Kopf Jakobus’ des Älteren verehren, dem großen Apostel des Westens, dessen Rumpf Spanien die jahrhundertelange Rechristianisierung verdankt. Ein Chor hüllt ihn mit den süßesten Weihrauchwolken Jerusalems ein, ein junges Mädchen singt das „Ave Maria", Frauen schluchzen vor Freude in dem alten Gemäuer. Dann bricht er auf zum Golgotha – zu seiner letzten großen Predigt über die Auferstehung.

„Diese Botschaft ist die Signatur des Übergangs in das neue Millenium", sagt gleich vor dem Tor Antonio Franchina, der Sprecher der franziskanischen „Wächter des Heiligen Landes", die seit der Kreuzfahrerzeit als einzige europäische Christen in Palästina bleiben durften, „das ist eine Parallele der Verwandlung Christi von der Kreuzigung zum Begräbnis zur Auferstehung. Dieser Tag markiert einen Neuanfang und eine neue Hoffnung." Hubschrauber knattern über der Altstadt. Es ist ein Gedränge und Geschubse ohnegleichen.

Am Schluss bleibt das Bild des einsamen Beters zurück. Er betet unaufhörlich in dem Tohuwabohu dieses Vulkans der Menschheitsgeschichte. Als wäre dies der innerste Zweck seiner Reise: sein letztes Gelübde, seinen Gruß und Dank an die „vornehmste Tochter Galiläas" nach Jerusalem zu tragen, wie er die Mutter Christi auf dem Berg der Selipreisungen gepriesen hat – sein Ave Maria.

Holocaust Memorial Day

2. Mai 2000

Durch das Tor von Birkenau geht ein schnurgerader sandiger Weg entlang der Bahnschwellen ins tiefe leere Innere des Lagers, an denen man im Frühjahr nicht vielen begegnet, wenn es nur ein wenig zu nieseln begonnen hat. Geht man den Weg dann bis zum Schluss weiter, bis an die Trümmer der gesprengten Gaskammern zur Linken, und dann von da aus in einem großen Bogen nach rechts, gelangt man im Areal der äußersten Lagerecke an zwei liebliche Teiche vor einem lichten Birkenhain. Die Bäume spiegeln sich in Reih und Glied im dunklen Wasser, plötzlich hat der Regen aufgehört, ein paar Vögel zwitschern in fernen Büschen, die Sonne will durch den Dunst hervor. Ein heiliger Schein liegt in der Luft. Wir halten den Atem an. Es ist der vielleicht friedlichste Ort Europas; hier, vor diesem Wasser, das die Asche von Abertausenden ermordeter Juden Europas verwahrt – die kein anderes Verbrechen begangen hatten, als dem Volk anzugehören, das Gott sich einmal als sein Eigentum auserwählt hat.

Vier Wochen später in Jerusalem. Fünf Minuten vom Damaskustor entfernt beginnt Mea Schearim, die eigene leise Welt der Orthodoxen in der lauten Stadt. In der Gedenkfeier von Vad Yashem am Vorabend hat Premierminister Barak daran erinnert, dass „die Errichtung des Staates Israel die ewige Antwort auf die Machenschaften seiner Unterdrücker sei, Israel vom Angesicht der Erde zu tilgen“. Die Dienstagsausgabe der Ha'aretz ist voll mit Beiträgen zum Andenken an den Holocaust in dieser Früh. Die Straßen Mea Schearims sind geschäftig wie immer, auch wenn nicht alle Läden geöffnet haben. Die Handwerker, die kleinen Uhrmacher, die Schuster hinter der offenen winzigen Tür lassen ihre Hände nicht sinken. Ja, für 15 Schekel könne er das Glas meiner Armbanduhr erneuern, aber nicht im Originalglas, sagt der alte Optiker auf Russisch und beugt sich wieder mit der Lupe im Auge über eine alte Taschenuhr. Es duftet in den kleinen offenen Märkten nach frischen Orangen und Zitronen. Schüler mit schwarzen Hüten und struppigen Schläfenlocken schlendern vorbei, stolz, wenn ihnen schon die ersten Barthaare kommen. Viele Gelehrte mit wehenden Bärten und manche Gauner – und manche, die wohl beides sind – eilen von einem Treff zum nächsten. Junge Mütter schieben Kinderwagen die langen Treppen der gebirgigen Stadt hinauf und hinunter. Von ferne weht eine leise jammernde Sirene über das Viertel. Zwei Studenten bleiben stehen, deren Handy piept, und fangen im Weitergehen zu Reden an. Ein Auto hält zögernd mit laufendem Motor, die Fahrerin blickt nervös in den Rückspiegel. Ihr Hintermann steigt aus und senkt seinen Kopf neben die Fahrertür, mit einem kurzen lauernden Blick unter dem Käppi. Wieder andere Schüler schlendern an den Autos vorbei, ein Mann fuchtelt mit den Fäusten über den aufgehaltenen Verkehr „wegen der Deutschen", dann fahren die Wagen wieder los. In der Schreinerei wird eine neue Pressholzplatte auf den Stahltisch der Kreissäge gelegt. Wie kurz doch eine Minute ist. Die Sirene schweigt schon wieder, das letzte leise Echo des Schweigens über fernen Teichen in Polen. In der arabischen Altstadt schieben sich die Touristen an den Einheimischen vorbei, in deren Adern das Blut so vieler fremder Völker fließt. Neue Generationen und Nationen schieben sich in den Straßen Jerusalems über das Andenken an die unerdenkliche Schoah im alten Europa, Kinder wimmeln in allen Gassen. Die Stadt birst vor Leben. Das Andenken an die Toten dringt kaum noch in das Gewimmel herunter und es weht auch nicht wirklich durch die Feuilletons und andere Feierstunden. Das wahre schweigende Andenken an den größten Vater-, Mutter- und Kindermord der Weltgeschichte schwebt über den Wassern von Birkenau.

Vergessen und Erinnerung

10. Mai 2000

Wo der vierspurige Israel Highway Nr. 1 auf dem Weg von Tel Aviv nach Jerusalem die Schlucht von Latrun nach Sha'ar Hagay passiert, wurden in den letzten Tagen die alten zerschossenenen Panzerwracks wieder mit Girlanden, Kränzen und der blauweißen Staatsflagge neu geschmückt. Seit 1948 erinnern die primitiv mit Stahlplatten verschweißten rostfarbenen LKW-Gerippe zwischen den Zypressenhainen am Wegrand daran, mit welchem Löwenmut – und wie ungeschützt! – damals die Errichtung des Staates Israel der vielfach überlegenen arabischen Welt abgetrotzt wurde. Die jüdische Bevölkerung Palästinas betrug gerade 800.000, ihre Bewaffnung war zum großen Teil selbst gefertigt und viele, die in diesem Abschnitt ihr Leben für den Kampf um das eingeschlossene Jerusalem ließen, waren erst wenige Tage vorher von den Flüchtlingsschiffen aus Europa an Land gewatet.

Dem Unabhängigkeitstag am 10. Mai geht deshalb auch immer ein Erinnerungstag an die 19.104 jüdischen Gefallenen aller Kriege um das wunderschöne Land voraus. Und in diesem Jahr wurde am letzten Sonntag von verdienten Angehörigen der ehemaligen Sowjetarmee auch noch in Bataillon-Stärke des glorreichen Sieges über den Hitler-Faschismus am 8. Mai gedacht. Die Orden blitzten nur so in der Mittelmeersonne auf den verschlissenen Jacketts der stolzen Greise, von denen sich keiner scheute, Väterchen Stalin auch in diesem Jahrhundert auf dem Zafra Platz vor dem neuen schönen Rathaus der Hauptstadt noch einmal dankbar als Retter des Abendlands zu feiern. Israel ist eine Erinnerungslandschaft der ganzen Welt, jede Vergangenheit ist lebendig und gegenwärtig in diesem Land, jede Stunde ist hier eine Gedächtnisstunde, unter jedem seiner zahllosen Steine liegt eine Geschichte verborgen. Jerusalem ist die Hauptstadt der Erinnerung.

„Da vorne", sagt Frau Dr. Aspis im Auto unterhalb des Scopusberges, „hat 1967 ein Cousin von mir vor der Eroberung der Altstadt eine Fallschirmjäger-Einheit in diesen arabischen Stadtteil angeführt. Als er sah, dass noch Kinder in den Häusern spielten, befahl er sofort, das Feuer einzustellen. In diesem Moment traf ihn ein Schuss in den Rücken, der ihn bis heute lähmt und an den Rollstuhl fesselt. Weder die Beine noch die Hände kann er seitdem bewegen. Nur sein Kopf ist hellwach. Natürlich sprechen wir deshalb oft über die damalige und heutige Lage und immer wieder kommen wir darauf zurück, dass es der größte Fehler unserer Geschichte war, im Siegesrausch des Sechstagekrieges die Westbank nicht mehr an seine Bewohner zurückgegeben zu haben. Ja, wir waren wirklich wie besoffen und eine der größten Dummheiten war wohl der Satz Moshe Dayans, auf den wir damals hereingefallen sind, dass ihm Scharm El Scheich ohne Frieden lieber sei als ein Frieden ohne Scharm El Scheich. Jetzt haben wir weder das eine noch das andere und keiner weiß mehr, wie wir heil unter dieser Bürde herauskommen können, die wir uns damals aufgeladen haben."

Am Abend versammeln sich die Kinder, Kindeskinder und Enkel der Generationen der Kriege von 1972, 1967, 1958 und 1948 auf der abgesperrten Jaffa- und Ben-Jehuda-Street im Westteil der Stadt, Computer-Kids, die schon in der Schule lernen, Geschichte wahl- und abschnittsweise aus dem Internet herunterzuladen, aber leider auch jeden anderen Dreck. Der Krach verschiedener Bands ist ohrenbetäubend. Neben dem Zion-Square kann sich der junge Gitarrist einer Combo mit dem fantasievollen Namen „The Deacons Breast Cancer Mutant John Gadogy" vor Drogen kaum auf den Beinen halten. Ecstasy hat im Gegensatz zur Souveränitat normaler Staaten – oder zum guten alten Bier – keine Fahne. Unter seinen Zuhörern ist kein Araber weit und breit zu sehen, gerade so, als gäbe es hundert Meter weiter die Altstadt nicht, wo der Unabhängigkeitstag alles andere als ein Freudentag ist. Und gäbe es nur einen einzigen Moment Stille, könnte man wahrscheinlich bis hierher das Zähneknirschen hören, mit dem auch die jüdischen Frommen aus dem ähnlich nahen Meah Schearim die Form und Feier dieser Stunde begleiten, die hier in Jerusalem die Erinnerung an Schichten der Geschichte wachhalten, die mit dem letzten Jahrhundert und dem Staat Israel nur sehr wenig zu tun haben. Doch es gibt keinen Moment Stille. Und keiner schert sich am späten Abend hier auf der Jaffa-Street groß um das schöne Feuerwerk in der Ferne über der Knesset. Viel aufregender ist allen eine gewisse High-Tech-Form der Tortenschlachten aus alten Slapstick-Filmen, an der sich hier heute zur Erinnerung an die Unabhängigkeit alle belustigen. Die Industrie hat dazu extra einen – hoffentlich – harmlosen weißen Schaum in Spraydosen bereitgestellt, mit dem sich hier alle gegenseitig von oben bis unten fröhlich bekleckern. Das Zeug ist sicherlich glatt koscher und doch eine ausgemachte Schweinerei. Kein Schuldirektor würde so etwas auf seinem Schulhof dulden: Schaum in den Haaren, Schaum auf dem Mantel, dem Jackett, in den Ausschnitt, dem Hut, auf der

Brille, weißer Schaum überall. Bald ist kein einziger Erwachsener mehr in dem Gedränge zu sehen. Es ist ein gigantischer Kindergarten; in dieser Generation hat heute Abend die Sehnsucht nach dem völligen Vergessen die Hauptstadt der Erinnerung vollständig erobert.

Heute am Damaskustor

26. Mai 2000

Das ehemalige King's Café links hinter dem Damaskustor ist kein guter Platz für Reporter, die sich gerade wieder das Rauchen abgewöhnen wollen. Für jeden anderen Beobachter des Weltgeschehens ist es hingegen ideal. War das arabische Kaffeehaus vielleicht einmal King George gewidmet, dem Herrscher des British Empire, der vorletzten Herrin Jerusalems, oder König Abdallah von Jordanien, der letzten Besatzungsmacht der Stadt, bevor die Israelis sie eroberten? Keiner weiß es mehr genau zu sagen. Inzwischen ist das alte Schild jedenfalls längst heruntergefallen und nie mehr erneuert worden und damals wie heute war hier schon immer der Betrachter König, mit müßigen Rauchern links und rechts, mit einem Tässchen türkischen Mokka oder einem Glas Minztee vor sich oder auch nur einem Glas Wasser oder gar nichts. Hier ist er völlig ungestört. Selbst Handys stören nur selten, weil die dicken Stadtmauern Suleimans sogar dem globalen Netz erfolgreich Widerstand leisten. Und wenn er nur lange genug wartet, zieht irgendwann jeder einmal an der kleinen Veranda vor dem alten Kreuzfahrergewölbe vorbei und alle zu Fuß: Könige aus aller Welt, Bettler, Eselstreiber, schwarz gekleidete orthodoxe Juden, muslimische Fromme in wehenden weißen Dschellabahs, Mönche und Nonnen aus allen christlichen Religionen in ihren verschiedenen Kutten, manchmal ein Papst, jedoch häufiger Präsidenten – wie vor einiger Zeit der französische Premier Chirac, als er hier die Altstadt Jerusalems „wie Napoleon betrat, bevor er wie Luis de Funes wieder aus ihr flüchtete". Es sind wahre Karawanen, die sich vorbeischieben, in einer nicht enden wollenden Prozession durch die Zeiten, freilich vor allem arabischer Zunge. Diese Völker bleiben hier, egal, welche Staaten oder Regierungen Jerusalem gerade wieder einmal ganz und gar für sich beanspruchen, im Krieg oder Frieden – also in jenen Aggregatzuständen, denen Jerusalem in der letzten Woche wieder gleichermaßen nähergekommen ist, in einem typisch nahöstlichen Paradox. „Wie Noah in der Arche", lese ich im King's Cafe in der Zeitung, „hat jetzt Barak ein schmales Fenster der Gelegenheiten geöffnet. Doch die Zeit wird erst zeigen, ob Friedenstauben durch dieses Fenster zurückgeflogen kommen – oder Panzergranaten und Scudraketen."

Falscher Alarm

23. Juni 2000

Draußen vor der Tür ruft ein Mann mit Megafon auf Hebräisch das Volk zu den Waffen. Furchtbares Geschrei schon um acht Uhr morgens! Aber dann ist es doch wieder nur der nette Melonenverkäufer, der uns die kürbisdicken Früchte aus seinem Kibbuz anpreisen will.

Wir sind ein bisschen überreizt und wohl auch unausgeschlafen. Die halbe Nacht haben die lieben Kinder der lieben Nachbarn vor dem Fenster krakeelt, als hätten sich alle Kater des Viertels um Sheba, die Königin der Katzen auf dem Dach gegenüber, versammelt. Auch an den ruppigen Verkehr haben wir uns immer noch nicht gewöhnen können. Rechts überholt werden? Warum denn nicht!? Am Steuer stimmen wir allerdings schon langsam in das allgemeine Hupkonzert ohne jeden Anlass mit ein. Erst hupen, dann schauen und dann noch einmal hupen! Und dann vielleicht noch einmal. Der Stinkefinger taucht auf der Straße immer wieder mal als kleiner schneller Abschiedsgruß auf.

Ein wohlmeinender Kollege versucht uns mit dem Witz zu trösten, dass sich der israelische Knigge mit den italienischen Heldensagen die Ehre teilt, zu den beiden dünnsten Büchern der Welt zu gehören. Dünnsten, nicht dümmsten. Warum? Darum! Bei der Telefonauskunft wird bei schwierigeren Anfragen auch schon mal der Hörer zur Antwort einfach aufgelegt. Der Strom wird gern ohne jede Vorwarnung abgeschaltet – oder nach einer Mahnung, die der Neueinwanderer natürlich noch nicht lesen kann. Der Ton in der Knesset ist nur ein schwacher Spiegel des herzlichen allgemeinen Umgangstones im Heiligen Land: laut, rotzfrech und sehr gern sehr rüpelig. Es knallt und kocht und zischt und dampft aus allen Kesseln – als könnte man auf den Straßen und Märkten Israels noch immer einer Nation beim schwierigen Prozess des Wachsens und Werdens lauschen – im dritten Jahrtausend nach ihrem ersten König David. Oder sollte der Krach nur damit zu tun haben, dass die Israelis drei Jahre lang vom Militär erzogen werden und das Land auch ein großer Kasernenhof ist? Vielleicht aber geht es ja auch in diesem Krach in Israel nur noch einmal besonders menschlich zu – freilich nach einer Beobachtung, die Robert Musil einmal im alten Wien gemacht hat. In freier Erinnerung etwa so: „Alle, die da meinen, dass der Mensch zu 90 Prozent aus Wasser besteht, haben keine Ahnung, aus wie viel Dampf er in Wirklichkeit besteht."

Tickende Zeitbombe

2. Juli 2000

Vorgestern Abend hat es vor dem Löwentor wieder Zusammenstöße zwischen jüdischen Demonstranten und frommen Muslimen gegeben, die auch ein riesiges Polizeiaufgebot nur mühsam unter Kontrolle bringen konnte. Das Konzert der heulenden Sirenen muss Musik in den Ohren Zachi Zweigs gewesen sein. Das Schweigen über die unerlaubten Bauarbeiten auf dem Tempelberg war endlich gebrochen, gegen das der 26-jährige Archäologiestudent der Bar-Ilan-Universität nun schon ein halbes Jahr lang im Alleingang angerannt ist. Der Tempelberg, der von vielen für das allergrößte Hindernis auf dem Weg zum Frieden begrüßt oder befürchtet wird, war endlich in die Schlagzeilen zurückgekehrt.

Mit der Entdeckung einiger unscheinbarer Scherben in einem Schuttberg im Kidrontal hat der grimmige junge Mann im Januar einen Stein ins Rollen gebracht, von dem viele in Israel fürchten, dass er noch eine Lawine auslösen könnte. Denn Zachi Zweig ist einer gefährlichen Verletzung des Status quo auf die Spur gekommen. Der Begriff des „Status quo" ist in Jerusalem gleichsam das Zauberwort für Sicherheit und damit für den Frieden. In der Grabeskirche Christi gilt deshalb sogar eine andere Zeit als im Rest der Stadt und dem Rest des Landes! Hier zeigt die Uhr eine Stunde früher an als auf dem Platz davor. Der Wechsel zur Sommerzeit wird in der Grabeskirche nicht mitgemacht. Warum? Weil auch hier um des Friedens willen nichts geändert werden darf, nicht einmal eine Minute. Diese rigorose Konsequenz hätte man sich jetzt auch für den Tempelberg gewünscht.

Denn dort wurde in letzter Zeit von der Wakf, der Autonomen Obersten Islamischen Behörde des Platzes, nicht etwa nur eine neue Tür gebrochen oder ein Fenster neu eingesetzt, sondern – abgeschirmt vor den Augen der Öffentlichkeit und ohne jede Rückfrage oder gar Konsultation bei den israelischen Behörden – über viele Wochen lang ein riesiges Loch in das brisante und hochkarätige Erdreich gegraben, um Platz zu machen für den monumentalen „Notausgang" einer unterirdischen neuen Moschee, die die Muslime der Heiligen Stadt seit einiger Zeit in den sogenannten „Ställen Salomos" einrichten. Das ist ein herodianisches altes Gewölbe unter der Südostecke des Plateaus, das jahrhundertelang leer gestanden hat, nachdem Kreuzfahrer die Räume im Mittelalter als Pferdeställe benutzt hatten. Schon die Grube für den neuen Außeneingang zu diesem Kellerraum hat deshalb enorme Ausmaße: 50 Meter Länge, 25 Meter Breite und 12 Meter Tiefe. Platz für einen wahren Berg an Kubikmetern archäologisch höchst wertvollen Erdreichs, das hier jedoch nicht gründlich untersucht, sondern rasch mit Baggern ausgeschachtet und in vielen LKW-Ladungen heimlich weggeschafft worden ist. „So etwas ist auf dem Tempelberg in den letzten 1300 Jahren nicht geschehen", sagt Gideon Avni, der Ausgrabungsdirektor der Altertumsbehörde.

Darauf gebracht hat ihn allerdings erst der kleine Zachi Zweig, nachdem er im Winter erstmals auf eigene Faust die Schuttberge im Kidrontal untersucht hatte, auf die die LKW-Fahrer ihre Ladungen kippten, und dabei einem „archäologischen Verbrechen" auf die Spur kam, weil „der Tempelberg so wichtig für Israel ist wie die Akropolis für Griechenland oder das Forum Romanum für Rom". Als er aber bekannt machte, in dem Schutt Überreste aus der Zeit des Ersten und Zweiten Tempels gefunden zu haben – mit Resten und Scherben der Römerzeit, der Byzantiner und der frühen Muslime –, wurde ihm nicht etwa ein Preis verliehen, sondern ausgerechnet von der Altertumsbehörde die Polizei mit einem Durchsuchungsbefehl ins Haus geschickt, die ihn wie einen Grabräuber behandelte und jedes Steinchen mitgehen ließen, das sie bei ihm fanden. Klar wurde vor allem nur eins bei dieser Aktion: Der wohlbekannte Vorgang auf dem Tempelberg sollte still und strikt unter Verschluss gehalten werden.

Damit war es seit diesem Tag freilich endgültig vorbei, besonders im Zeitalter des Internet, das es dem Studenten erlaubt, jede neue Entwicklung immer gleich auf seiner Web-Site vorzustellen. Vorher hatten Unbekannte versucht, den jüdischen Schnüffler mit Resten menschlicher Gebeine am Weiterbuddeln zu hindern, die sie wohl alten Gräbern entnommen und über die Schuttberge verstreut hatten. So strenggläubig war der leidenschaftliche Archäologiestudent jedoch nicht, dass diese Verunreinigung seinen Forschertrieb hätte hemmen können, dessen Aktivitäten mittlerweile jede Aufmerksamkeit sicher ist.

Teddy Kollek hat deshalb ebenso wie Bürgermeister Ehud Olmert oder die Schriftsteller Amos Oz und A. B. Yehoshua eine Petition unterzeichnet, die eine sofortige Einstellung aller unbeaufsichtigten Arbeiten auf dem heiligen Bezirk verlangen, die letzte Woche erstmals von einer Gruppe von Knesset-Abgeordneten persönlich inspiziert wurden. Die Presse war dabei nicht zugelassen, jedes Foto streng verboten. Umgeben von israelischer Polizei, achteten mitten in Jerusalem auch noch zehn gereizte Wachen der Moscheebehörden streng darauf, dass nicht vielleicht doch ein Parlamentarier zum Fotoapparat griff vor dem neuen steinernen Treppenhaus, das bis vor Kurzem noch all jene Steine des Anstoßes geborgen hat, die von hier aus holterdiepolter auf verschiedene Schutt- und Müllberge gekarrt wurden. Der Zutritt zu der neuen Moschee wurde den Volksvertretern Israels allerdings ganz und gar verwehrt, die nur noch perplex auf die prächtigen „Notausgänge" am Ende der neuen Freitreppe hinabschauen konnten, von denen Shlomo Ben-Ami, Israels Minister für die innere Sicherheit, schon im Dezember wusste, dass sie nie wieder geschlossen werden können, wenn „die ganze Stadt nicht brennen soll". Ahmed Tibi, ein Vertrauter Yassir Arafats, hatte davor gewarnt: „Falls jemand den Nerv haben sollte, die Eingänge wieder zu schließen, erklärt er damit den Muslimen den Krieg."

Auch Generalstaatsanwalt Eliakim Rubinstein neigt mittlerweile zu der Erkenntnis, dass Israel de facto schon jede Autorität verloren habe, auf dem Tempelberg noch seine Rechte durchzusetzen. Gleichwohl warnt er, „es könne nicht erlaubt werden, dass unsere Geschichte einfach aus dem Weg geräumt wird". Oberrabbiner Eliahu Bakshi-Doron hat dagegen nun erstmals nach der israelischen Eroberung von 1967 erklärt, dass der Tempelberg auch nach einer Friedensregelung ganz und gar unter palästinensischer Verwaltung bleiben solle, um ihn nicht zu „einer Waffe in den Händen derer werden zu lassen, die Krieg gegen jene führen, die Frieden machen wollen ... und um Blutvergießen zu vermeiden". „Auch wenn du Oberrabbiner bist", tönte es ihm gleich danach aus dem rechten Lager entgegen, „bist du nicht zu der Verfügung ermächtigt, dass der Tempel Gottes unter palästinensischer Kontrolle stehen soll." Andere verlangen seinen Rücktritt, „weil sich in den 4000 Jahren unserer Geschichte für seine Erklärung kein Präzedenzfall findet".

Fast ebenso viele Kommunikationskanäle laufen heiß, um den Konflikt zu verschärfen wie um ihn zu entschärfen. Zuletzt mit einer Erklärung aus dem Büro des Ministerpräsidenten, die paradox klingt, aber vielleicht doch nur salomonisch ist. Die Regierung werde die „illegalen Arbeiten" der muslimischen Behörden nicht unterbinden, um größere Auseinandersetzungen in der Stadt und der Westbank zu vermeiden, hieß es zum Wochenende, hätte aber doch entschieden, den Status quo an dem Areal aufrechtzuerhalten (wo er gerade so flagrant verletzt wurde). Whatever it means, würde der Prince of Wales vielleicht anfügen.

Sicher bilden die rund 70 Hektar, auf denen die jüdische Tempelanlage einmal ruhte, jedenfalls auch in naher und ferner Zukunft das sensibelste und explosivste Stückchen der Erde. Wo sich das älteste Heiligtum der Muslime über dem heiligsten Grund und Boden der Juden erhebt, können und müssen sich für immer auch alle Möglichkeiten und Unmöglichkeiten des Konflikts zwischen Israel und Palästina verdichten und noch mehr zwischen Judentum und dem Islam – zumal seit 1967, als Juden den Platz erstmals nach ihrer Vertreibung aus dem Heiligen Land wieder in ihre Gewalt gebracht haben. Darum schreckt jetzt viele das Brummen der Bulldozer auf dem Tempelberg so sehr auf, den man am besten nur auf Zehenspitzen betreten sollte. Schönere Plätze gibt es auf der ganzen Erde kaum, von dem Meron Benvenisti, ein ehemals stellvertretender Bürgermeister der Stadt, gleichwohl vor Jahren schon ahnte, dass unter ihm „eine Zeitbombe von apokalyptischer Zerstörungskraft tickt".

Siamesische Zwillinge

19. Juli 2000

Jerusalem sei „Hafenstadt am Ozean der Ewigkeit", heißt es in einem Gedicht Yehuda Amichais wunderbar treffend. Doch natürlich hat der große alte Dichter Israels dabei nicht die Ben-Yehuda-Street vor Augen. Das wahre Jerusalem ist auch ihm allein die ummauerte Altstadt „das Haupthindernis zum Frieden", wie Haim Ramon am letzten Mittwoch im 11. Stock des Dan-Hotels erläuterte. „Denn es geht den Palästinensern ja hierbei um das Herz: und das ist die Altstadt." – Hier oben erlauben die Fenster einen besonders schönen Panoramablick über die Mauern, wie sie gerade wieder im Glanz des Morgenlichts erstrahlen, während der ebenso kluge wie enge Berater Premier Baraks immer wieder auf das Thema zurückkommt, bei dem sich selbst dieser nüchterne Mann ereifert. „Das Einzige, was Arafat uns anbieten will, ist die Souveränität über das jüdische Viertel in der Altstadt. Völlig unmöglich. Denn das würde ja eine erneute Teilung bedeuten. Die Altstadt wird deshalb erst gar nicht auf den Verhandlungstisch kommen. Sie ist das Herz vom Herzen des jüdischen Volkes!" – Jetzt ist es darum endgültig zum Herzen des Konflikts um die Zukunft des Nahen Ostens geworden: ein winziger Flecken der Erde, der quer wie ein Sperrriegel auf dem Weg zum Frieden liegt.

Die Altstadt macht nur einen Bruchteil der immer größer werdenden Boomtown Jerusalem aus, ist etwa einen Quadratkilometer groß und läßsst sich durch sieben Tore betreten. Nehmen wir heute einmal den Weg durch das Damaskustor. Die Straße dahinter ist ein wuchernder Bazar. Schon im Tor empfangen den Besucher die Düfte des Orients: Minze, Salbei, Kardamon und ein einziges Gedränge. Die Männer in zerbeulten Jacketts und zerschlissenen Gewändern, die Frauen mit Kopftüchern, die hier neben uns hinein- und hinausströmen, würden wohl alle nur mit der Schulter zucken, versuchte man mit ihnen ein Gespräch darüber, dass sie auf dem wertvollsten Boden der Welt zuhause sind. Obwohl ihre Heimatstadt „Israels Hauptstadt für immer" ist, wie die Regierung des Judenstaates nicht müde wird zu betonen, hat keiner dieser Jerusalemiter einen israelischen Pass, als hätte auch Israel selbst seiner Annexion in diesem Teil der Stadt nicht so ganz getraut.

Alle sprechen hier arabisch, bis auf vier junge Soldaten mit Sonnenbrillen, schusssicheren Westen, Gewehr im Anschlag und dem Helm am Gürtel, die gerade wieder einen fliegenden Händler dazu bringen, seinen Stand mit Ramsch mitten im Weg rasch einzupacken, damit es für die vielen Passanten ein Durchkommen gibt. In diesem Teil der Altstadt spielt die berühmteste Armee der Welt Marktpolizei, um den Hang der Palästinenser zum Chaos gelinde zu bändigen. Der Souk Khan-es-Zeit beginnt hier, Hauptschlagader der Stadt seit römischer Zeit. Seit britischer Zeit sind die Straßennamen als verzierte Kacheln in die Wände gelassen, in drei Sprachen in dreierlei Schriftzeichen: aus züngelnden Flammen auf Hebräisch, aus wehenden Wimpeln auf Arabisch und aus Klingen, Kreuzen und Säbeln in lateinischen Lettern. Hundert Meter weiter teilt sich der steinerne Weg nach rechts hinunter in eine Tunnelgasse, die zur Grabeskirche hinführt und nach links in die bogenüberspannte Al Wad-Street, die nach zweihundert Metern an der Via Dolorosa beim Österreichischen Hospiz anlangt. Dort braucht es nur eine Tür, um mitten aus der arabischen Kasbah heraus mit einem Schritt in einer Enklave des Hauses Habsburg zu stehen.

Das Dach dieses Hauses lässt das „Jerusalem-Syndrom" verständlicher werden, das jene leicht befällt, die begreifen wollen, was sie hier sehen und sich nicht mit dem Betrachten begnügen und bescheiden wollen. Es ist zum Verrücktwerden: Dort links hat König Salomon den ersten Tempel der Juden gebaut, im Jahr 996 vor Christus, da rechts wurde Christus im Jahr 30 nach seiner Geburt hingerichtet. Da vorne ist Titus in die Stadt eingedrungen, bevor er sie in Flammen aufgehen ließ, da hinten die Kreuzfahrer, nachdem sie die Mauern barfuß umkreist hatten. Da drüben haben die Muslime im 7. und 8. Jahrhundert ihre schönsten Dome errichtet. Golgatha und der Tempelberg liegen nur einen Bogenschuss voneinander entfernt. Der Fleck war schon das Ziel der Assyrer, Babylonier und Römer. Am sehnsüchtigsten aber haben die Israelis von 1948 bis 1976 auf diese Mauern geschaut, nachdem sie den Ort 2000 Jahre lang in ihre Sehnsucht und Gebete eingeschlossen hatten. Das ist die Altstadt.

Sie ist unterteilt in vier Viertel – hier das muslimische, da hinten das jüdische, da vorne das christliche und dahinter das armenische – und es ist doch ein einziges Labyrinth aus Zeit und Raum, das sich von Haus zu Haus durchqueren lässt, ohne auch nur ein einziges Mal in die Straße zu treten. Alles ist hier mit allem verbunden. Zwischen jedem Sonnenauf- und Sonnenuntergang kreuzen und überschneiden sich über diesen Dächern die Mond- und die Sonnenjahre, der jüdische, der mohammedanische, der julianische und der gregorianische Kalender. Freitag, Samstag, Sonntag, hier sind sie die drei aufeinanderfolgenden wöchentliche Festtage der Muslime, der Juden, der Christen.

„Das Land Israel liegt in der Mitte der Welt", hieß es schon bei den alten Rabbinen, „Jerusalem liegt in der Mitte des Landes; der Tempel liegt in der Mitte der Stadt." Doch den Tempel gibt es seit fast 2000 Jahren nicht mehr, darum verdichten sich heute auch alle Probleme des Heiligen Landes noch einmal um den Tempelberg im Herzen der ummauerten Altstadt, die König Hussein und Itzchak Rabin deshalb am liebsten der „Souveränität Gottes" unterstellt hätten. Mit dieser Überzeugung haben sie sich freilich bis zu ihrem Tod nicht mehr durchsetzen können.

Bürgermeister Olmert verkündete letzten Mittwoch noch einmal kategorisch, dass der Tempelberg „kein muslimischer, sondern ein jüdischer Platz" sei, nachdem er gelesen hatte, was Adnan Husseini, der Hüter der muslimischen Heiligtümer, der Zeitung Al-Ayyam in die Notizblocks diktiert hatte: „Die Juden treiben ein falsches Spiel, wenn sie versuchen, der

Welt weiszumachen, dass die Al-Aksa-Moschee ihnen gehöre. Sie müssen aber wissen, dass sie den Muslimen gehört, bis Gott die Erde erben wird und alles, was in ihr ist."

Am Abend zuvor hatte sich unterhalb des Tempelbergs, vor der Klagemauer, eine unübersehbare Menge von Siedlern versammelt, um den Höchsten mit Widderhornblasen und gewaltigem Geschrei um Beistand gegen ihren Premier anzurufen, der da gerade zu den Friedensgesprächen nach Amerika aufgebrochen war. Ergreifendere Gebete habe ich mein Lebtag nicht gehört: „Schma Isroel! Höre, Israel! Der Herr ist unser Gott, der Herr ist Einer!" Dann setzte von oben her der beschwörende Ruf der Muezzine an, bei dem sich die Frommen unten die Ohren zuhielten: „Allahu akbar! Gott ist größer!" Ja, Jerusalem ist das Herz des Landes und des Konfliktes. Tragischer ist jedoch, dass Israel und Palästina siamesische Zwillinge sind, die sich dieses Herz teilen müssen. Das muss mehr als zuvor festgehalten werden für alle, die den Text dieses tragischen Konflikts verstehen wollen: Israel und Palästina sind nicht nur an der Ferse zusammengewachsen, sondern an Händen und Füßen, an Armen, Beinen, Schultern und Rücken, bis hin zum Skelett. Nur die Köpfe scheinen vollständig getrennt –, auch wenn sie sich manchmal noch so sehr ähneln mögen – also Augen, Nase, Mund und Ohren, und ihre jeweils verschiedene Sprachen, mit denen sie sich gegenseitig so beharrlich missverstehen und nicht verstehen.

Auch wenn hier um des Friedens willen nun also endlich getrennt werden soll, was getrennt gehört, und zusammenwachsen soll, was zusammengehört, können die beiden Länder keine normalen Nachbarn werden, jedenfalls nicht gleich und nicht ohne Weiteres. Das palästinensische Volk streckt sich seit der Staatsgründung Israels schon weit in den Judenstaat hinein, von Haifa bis Nazareth. Und seit dem Sechstagekrieg 1967 ist auch Israel mit seinen Siedlungen schon weit in jedes nur denkbare Palästina hineingewachsen, von Kiryat Arba bei Hebron bis zu der Stadt Maale Adumin im Osten Jerusalems.

Für diese Entwicklung tragen die Völker Europas eine direkte historische Mitverantwortung. Nur weil die alten christlichen Nationen des Abendlands die europäischen Juden nicht mehr im Frieden in ihrer Mitte leben ließen, konnten zionistische Visionäre um die letzte Jahrhundertwende in ihrer Not schließlich auf den fatalen Trugschluss verfallen, Palästina sei „ein Land ohne Volk für ein Volk ohne Land". Der Satz war von Anfang an vollkommen falsch – und hatte bis heute dennoch gewaltige und katastrophale Folgen. Palästina war zu keinem Zeitpunkt der Geschichte ein Land ohne Volk. Jede Friedenslösung, die kein fauler Kompromiss sein will, muss dem heute Rechnung tragen. Frieden kann hier nur werden, wenn die Ureinwohner sich trotz aller Verletzungen und Gewalttaten der Vergangenheit das Heilige Land mit den Neueinwanderern teilen: für zwei binationale Staaten auf dem schmalen Landstreifen zwischen Jordan und Mittelmeer.

Nirgends wird dies so offenbar wie innerhalb der Mauern Jerusalems, in der Altstadt, dem klassischen Zion, wo sich alle Hindernisse auf dem Weg zum Frieden noch einmal wie unter einem Brennglas verdichten. Hier lässt es sich mit den Füßen verstehen und mit den Händen begreifen: Dieses Jerusalem ist muslimisch, jüdisch und christlich, es ist arabisch, israelisch und armenisch – und es ist allen teuer wie das eigene Leben. Dies ist das eine Herz Israels und Palästinas. Es lässt sich nicht ohne Lebensgefahr für beide aus dem Körper des anderen herausschneiden. Dieses Herz werden sich Israel und Palästina auch in Zukunft teilen müssen, wenn sie beide überleben wollen.

Auf engstem Raum aneinander vorbei

21. Juli 2000

„Jerusalem ist nicht Sarajevo, war es nie und wird es nie werden!“, sagt in dem Vorhof der Grabeskirche ein alter Franziskanerpater, der sich in beiden Schicksalsstädten auskennt. „In Jerusalem ist alles noch einmal anders, größer und dramatischer als irgendwo sonst auf der Welt. Jerusalem ist wie das Leben selbst, in all seinem Widerspruch. Vor allem aber schön wie keine andere Stadt. Und geliebt wie keine andere Stadt.“

An all ihren sieben Toren ist diese fatale Magnetkraft mit den Händen zu greifen, besonders aber am Damaskus- und dem Jaffator, den von morgens bis abends immer belebten Haupteingängen Ost- und Westjerusalems zur Altstadt. „Ganz ehrlich“, sagt Ada Paldor in einem kleinen Café hinter dem Herodesturm, „den Weg durch das Damaskustor zu nehmen, ist mir in den letzten Jahren einfach unheimlich geworden, nachdem in der Gegend ein paar Mal jemand erstochen wurde. Bei jeder Krise wächst da die Spannung im Gedränge. Vielleicht ist die Furcht ja übertrieben. Freunde lachen mich aus und sagen, ich sei ein Feigling. Denen antworte ich immer, dass ich erstens ein Feigling und zweitens die Mutter von vier Kindern bin.“

Frau Paldor ist Übersetzerin und lebt schon in der achten Generation in einem versteckten Winkel des Judenviertels der Altstadt – natürlich mit der Unterbrechung von 1948 bis 67, als kein einziger Jude hier wohnen oder auch nur an der Klagemauer beten durfte. „Als wir 1967 in unserer unglaublichen Euphorie nach dem Sieg in die eroberte Altstadt strömten, war ich mit einem befreundeten Paar zusammen, das gerade geheiratet hatte. Hundert Meter hinter dem Damaskustor sah sie ein alter Araber in seinem kleinen Laden scharf an, lächelte dann und sagte: ‚Ich habe immer schon gewusst, dass ihr eines Tages heiraten würdet.' Wir waren völlig verdutzt. Der Mann hatte sie schon als kleine Kinder gekannt, als sie noch nebeneinander als Nachbarn im Westen wohnten. Diese Nähe ist jetzt längst wieder vorbei, obwohl inzwischen alles noch viel enger geworden ist."

Manchmal denkt Frau Paldor jetzt deshalb schon daran, die Altstadt zu verlassen, jedoch wohl immer nur sehr kurz und nicht, weil inzwischen immer mehr jüdische Siedler in das Moslemviertel gezogen sind, wo sie das traditionell diffizile Gleichgewicht stören, oder weil das Judenviertel selbst immer ultraorthodoxer wird – wo man jetzt auf den Straßen fast nur noch amerikanisch und schon kaum mehr hebräisch hört –, sondern weil auch dieses aufgebaute Juwel zeitloser Stadtarchitektur inzwischen immer schmutziger wird. „Die Stadt verkraftet ihre vielen Gäste und Touristen kaum. Die Falafeltüten und zertrampelten Coladosen würden jede Großstadt ruinieren. Ehud Olmert aber, der Bürgermeister, ist mehr an großen Reden über die Ewigkeit interessiert als an der Abfallbeseitigung. Es hat sich viel geändert, doch nichts zum Besseren, seit Teddy Kollek noch manchmal wie Harun al Raschid nachts um vier zu den Müllmännern ging, um ihnen zu erklären, dass ihre Arbeit die wichtigste der ganzen Stadt sei."

Und dennoch, vieles hat sich auch überhaupt nicht geändert, seit Teddy Kollek mit seinem Traum abgewählt wurde, aus Jerusalem ein kleines kosmopolitisch-habsburgisches Wien zu machen. Das Gassensystem des Judenviertels etwa, das an der Grenze zum muslimischen Viertel plötzlich in ein unterirdisches Kanalsystem abzukippen scheint, in dem das Blut aller Eroberer, die jemals Jerusalem heimgesucht haben, weiter vor und zurück durch den überdachten Basar strömt. Immer noch wohnen hier Kreuzritter in den Gewölben der Kreuzfahrer, blond, rothaarig, blass, doch jetzt mit arabischer Zunge und als fromme Muslime. Desgleichen Römer, Byzantiner, Babylonier, Assyrer. In Jerusalem sind alle geblieben, auch nachdem sie hier ihre wichtigsten Schlachten verloren hatten. Und dennoch kann das Gedränge gar nicht groß genug sein, dass sich nicht immer auch noch die kleinen Traktoren der Müllabfuhr mit ihren Anhängern einen Weg durch die Menschen bahnen würden, sogar die Treppen hinauf und hinunter, als letzten Gruß, den Teddy Kollek ihnen hinterlassen hat. „An Müll und Abwasser ist auch Arafat nicht interessiert", erzählt Amir, ein Gewürzhändler in der Kettenstraße, als er eine Tüte Pistazien abwiegt. „Was sollen wir also von der Souveränität haben, die er in Camp David fordert? Sie können hier jeden fragen und in der ganzen Altstadt keinen finden, der nicht skeptisch über diese sogenannten Friedensgespräche ist. Doch wissen sie warum? Weil alle Angst haben, dass sich etwas ändern könnte."

Was „Amir" Angst nennt, hat allerdings so viele Namen, wie Jerusalem Gesichter hat. „Wir waren schon fast 30 Jahre nicht mehr in der Altstadt", sagt Ruth, eine kultivierte pensionierte Schuldirektorin aus Ein Karem am westlichen Stadtrand. „Warum? Weil wir den Eindruck nicht loswerden, dass wir da nicht erwünscht sind." Die vornehme Zurückhaltung ist aber auch eine Scheu vor der paradoxen Fremdheit und Vertrautheit Jerusalems. Es ist ein Wechselbad der Fremde und Nähe, das sie für jeden bereithält. Wo tagsüber das Leben pulsiert, hallt schon abends das Echo der eigenen Schritte einsam hinter mir her. Ein Kätzchen huscht aus einem Winkel hervor und setzt mit drei Sprüngen in eine Seitengasse. Eine schwerbewaffnete Patrouille der israelischen Grenzpolizei biegt mit genagelten Stiefeln aus einer anderen Ecke in den unterirdischen Tunnel ein. Alle Läden mit Stahltüren verschlossen. Kein Schaufenster, wenig Lampen. Es ist das Deja vú eines alten Films, den ich noch nie zuvor gesehen habe. Hier geht jeder schneller. Nachts legt sich die gesamte Altstadt – ob jüdisch, muslimisch, christlich oder armenisch – eine freiwillige Ausgangssperre auf. Am nächsten Morgen ist die Gasse nicht wiederzuerkennen: voll, wo sie leer war, laut, wo sie still war, bunt, wo sie grau war – nur noch lebendig, lebendig, lebendig.

Im Gegensatz zur Grenze zwischen dem Juden- und Moslemviertel, wo manchmal Düsseldorfer Antiquitätenzeilen in einem Basar aus 1001 Nacht zu verschwinden scheinen, ist die Grenze zwischen Moslem- und Christenviertel auf den ersten Blick fast unsichtbar. Da alle weiter arabisch sprechen, gibt es hier auch keine Sprachgrenze, außer in der Körpersprache. Irgendetwas muss das Christentum haben, dass es auch Araber, sobald sie getauft sind, wie Italiener erscheinen lässt, in ihren Bewegungen, ihrem Lächeln und ihrem Charme. Hamdi, mein junger Friseur in der Brüdergasse, ruft mich immer zu einem Mokka in seinen kleinen Laden voller Madonnenbilder, auch wenn er mir erst zwei Tage vorher die Haare geschnitten hat. Um die Zukunft macht er sich so wenig Sorgen wie ein Vogel des Himmels. „Um Himmels willen", stöhnt unser armenischer Automechaniker aus dem verschlossenen Nachbarviertel jedoch heute auf seinem Friseurstuhl, „Barak und Arafat sollen besser ganz bald zurückkommen, ohne irgendein Ergebnis. Das wird das Beste für uns alle sein. Wie kommt Arafat dazu, uns wie in einem Großmarkt in seinen Einkaufskorb legen zu wollen? Eine Katastrophe! Über Nacht würden wir die Sozialversicherung verlieren, den Rechtsschutz, die Gesetze. Ich liebe die Israelis nicht, aber weiß auch, dass den meisten schon gar nicht mehr klar ist, was wir ihnen verdanken."

„Der Status quo ist das wahre Heiligtum der Stadt, mehr noch als Grabeskirche und Felsendom", erzählte der alte Franziskaner gestern Abend mit leiser Ironie zum Abschied. „Die Jerusalemer beten den Status quo förmlich an. Nichts wird mehr gefürchtet als die kleinste Veränderung. Die meisten haben noch gar nicht begriffen, dass sich nun jedoch sehr viel ändern muss, damit das Leben hier so bleiben kann, wie es ist."

Zwei Welten in einem Land

26. Juli 2000

Als Gipfel des Entgegenkommens bot Jassir Arafat den Israelis in Camp David schließlich freien Zugang zur Klagemauer an. Der Platz vor der berühmten Mauer ist seit 1967 jeden Sabbat gepackt voll von frommen und weniger frommen Israelis und Juden aus der ganzen Welt und auch an vielen anderen Tagen der Woche. Ebenso gut hätte Arafat also auch den Kölnern freien Zugang zum Kölner Dom anbieten können. Ein schiefes Beispiel, vor allem jedoch insofern, weil den Kölnern auch ohne den Dom noch zahllose Kirchen blieben, die Juden aber weltweit nur über eine einzige Klagemauer verfügen. Es ist jener Teil der westlichen Stützmauer ihres alten Tempelplatzes, der ihnen von ihrem ersten Heiligtum noch allein zur Verehrung geblieben ist.

Das israelische Verlangen, in Anerkennung ihres Sieges von 1967 zumindest in diesem Bezirk des Tempelbergs souverän zu bleiben, ließ die Verhandlungen endgültig scheitern. Der entscheidende Dialog soll so gelautet haben. Arafat zu Barak: „Unsere Moscheen stehen auf dem Platz." Baraks Antwort: „Ja, und unter ihnen ruht unser heiliger Tempel." Das war das Ende. Ohne Erklärung über die Beendigung ihres langen und blutigen Konflikts reisten beide wieder in ihre umkämpfte Heimat ab.

Dort wurde Jassir Arafat wie ein Held und Sieger empfangen. „Er ist mehr als ein Held", heißt es in Gaza und unter den Arabern Jerusalems, „er ist ein Fuchs." In Israel und den Siedlungen jubeln dagegen nur die rechten Gegner Premier Baraks. Hat er nun nicht endlich selbst bewiesen, was sie immer nur behauptet hatten: dass sich mit Arafat nicht verhandeln lässt?! Es sind zwei Welten, die im Heiligen Land aufeinanderstoßen, besonders in und über Jerusalem. Und auch im fernen Maryland fand sich keine Brücke, die sich von der einen in die andere Welt hätte bauen lassen.

Wie in einer Arena haben Ehud Barak und Jassir Arafat dafür der Welt aber dort ein Schauspiel dafür geliefert, was Samuel Huntington vor Jahren einmal den „Clash of Civilisations“ nannte. In diesem Zusammenprall haben sich die beiden in den letzten 15 Tagen als klassische Vertreter von zwei fast wesensfremden Kulturen profiliert. Barak hatte es gewagt, sich notfalls auch ganz allein und gegen seine alten Anhänger auf einen Weg zu machen, den er als richtig und wichtig erkannt hatte, vollkommen frei. Er ist als ein klassisches Individuum nach Camp David gereist, so einsam wie Gary Cooper in „High Noon“, ganz schwach und sehr stark. Dafür hat er seine Existenz aufs Spiel gesetzt und seinen Rückhalt im Parlament verloren. Nur in dieser Freiheit konnte er in einem letzten Kompromissvorschlag über die von ihm selbst entworfene „rote Linie“ hinausgehen, als er Arafat sogar anbot, den Palästinensern Teile Jerusalems zu souveräner Kontrolle anzubieten, die bisher in Israel noch nie zur Diskussion gestanden hatten.

Fehlenden Mut darf freilich auch Jassir Arafat keiner vorwerfen. Die Freiheit Baraks aber ist ihm völlig fremd. Sie ist ihm ebenso fremd wie die Einsicht in notwendige Kompromisse. Jassir Arafat ist nicht frei, er ist gehorsam, jedoch keinem Vorgesetzten gegenüber, sondern der öffentlichen Meinung – nicht nur Palästinas, sondern der gesamten islamischen Welt. So kam er ohne jede Handlungsfreiheit und Entscheidungsmöglichkeit nach Amerika, ein gefesselter Held. Die arabische Welt hat ihm „kein Mandat erteilt, einen Kompromiss über Jerusalem zu schließen“. Nie könnte er sich gegen die Gemeinschaft und Gesellschaft stellen, der er entstammt. Am Schluss der Verhandlungen verschmolz sein Bild zu einem Abbild seines Kollektivs – ganz stark und sehr schwach. Anerkennung der Realitäten? Warum denn?! Da die Israelis Palästina doch sowieso besetzt halten, braucht es in dem Traumland, das seitdem die wahre Heimat der Palästinenser ist, auch keine Kompromisse. Für diesen Herbst, wenn Arafat seinen Staat ausrufen will, verheißt das nichts Gutes.

„Seht, ich mache Jerusalem zu einer Schale voll berauschendem Getränk für alle Völker ringsum", heißt ein Wort des Propheten Sacharja, das zumindest Ehud Barak nicht fremd sein kann: „Ich werde Jerusalem zu einem schweren Stein für alle Völker machen: Jeder, der ihn heben will, wird sich daran die Arme ausrenken." – Dennoch hat Barak sich mit Arafat darangemacht, Jerusalem hochzuheben. Es war eine titanische Leistung: das wahre Wunder von Camp David! Zusammen haben die beiden erstmals die Stadt der Städte angehoben! Zumindest bis auf die Höhe des Verhandlungstisches. Dafür sind sie jetzt beide mit ausgerenkten Armen ins Heilige Land zurückgekehrt.

Hauptstadt Europas

27. Juli 2000

Jerusalem ist die wahre Hauptstadt Europas. Es ist noch gar nicht lange her, dass wir die Stadt sogar als Mitte der Erde in unsere Landkarten und Weltbilder eingezeichnet haben. Denn da drüben, auf dem Tempelberg, hat unsere Geschichte angefangen. Als Jesus Blut schwitzte, hat er zu diesen Mauern hochgeschaut. Der Berg reicht in das Magma der Menschheitsgeschichte hinunter, der hier letzte Woche als ein

Sperrriegel aus Granit den Notausgang zur Beendigung des Konflikts zwischen Israel und den Palästinensern verschlossen hat. Es ist der gleiche Platz, wo Wladimir Solowjew vor hundert Jahren den apokalyptischen Endkampf der Mächte und Gewalten in seiner visionären „Kurzen Erzählung vom Antichrist" in Szene gesetzt hat.

Von dort oben bis zu unserer Haustür ist es knapp eine Viertelstunde zu Fuß durch die Altstadt und das Damaskustor. Bis 1967 lag das Haus nur wenige Meter von der Waffenstillstandslinie entfernt. Doch richtig still waren die Waffen wohl auch zwischen 1948 und 67 nicht; davon zeugen noch jetzt einige brutal hässliche Einschusslöcher in den eisernen Sonnenblenden vor unserem Schlafzimmer. Waren es jordanische Scharfschützen? Vielleicht. Oder war es nur der alte arabische Hausbesitzer, der seinen jüdischen Nachmietern von der anderen Seite des Stacheldrahts her einen Schrecken einjagen wollte? Das weiß hier keiner mehr.

Das Haus ist gut 100 Jahre alt und kühl gebaut wie die meisten Häuser der türkischen Zeit Jerusalems. Bis 1948 wohnten in der Nachbarschaft wohlhabende Araber, die damals noch nicht daran dachten, sich als Palästinenser zu bezeichnen. Nach ihrer Flucht und Vertreibung im Unabhängigkeitskrieg zogen dann viele jüdische Neueinwanderer aus Marokko hier ein und ließen ihre Wäsche von allen Balkonen flattern. Seitdem liegt das Haus in Westjerusalem. Gut möglich ist es jedenfalls, dass der Schlüssel des Hauses noch immer in einem der vielen Flüchtlingslager des Nahens Ostens aufbewahrt wird – auch wenn das Schloss schon lange ausgewechselt wurde. Der Vorgarten ist ein wenig verwildert, der Oliven-, der Orangen- und Zitronenbaum und die Granatapfelsträucher. Der Schnee hat im letzten Winter einige Zweige von der alten Zypresse vor dem Haus angebrochen, die der Wind abends über der Hecke hin und her schlägt, die jeden Morgen übersät ist mit täglich neu erblühenden Passionsblumen. Wo hier ein Same hingeweht wird, fängt er zu keimen und zu gedeihen an, bis in die Klagemauer hinein, als würde die Kraft der Flora und Fauna Jerusalems überhaupt keinen Unterschied zwischen den Steinen des Bodens und den Steinen der Mauern machen.

Trete ich vor die Haustür und gehe nach links, stehe ich nach fünf Minuten auf der eleganten Piazza vor dem neuen Rathaus, in dessen oberstem Stockwerk Bürgermeister Ehud Olmert seinen Gästen gern mit einer einzigen Handbewegung die ganze Altstadt zu seinen Füßen zeigt: „Unsere ewige Hauptstadt, für immer vereinigt unter der Souveränität Israels." Wer nicht blind ist, dem weitet der Ausblick das Herz. – Gehe ich vor der Haustür aber nach rechts, komme ich schon nach zwei Minuten an einer großen Gruppe von jungen und älteren Arabern vorbei, die mit Baseballmützen in der Sonne am Straßenrand hocken und den vorbeifahrenden Autos mit einer raschen Drehung die drei Schwurfinger ihrer Rechten entgegenspreizen. Hinter ihnen wölbt sich die Goldkuppel des Felsendoms über die Stadtmauer. Mittags ducken sie sich in die knapp gewordenen Schatten. Viele von ihnen sitzen noch bis zum Abend da und versuchen, ihre Arbeitskraft für einen Tag zu verkaufen, bevor sie sich müde und hungrig von dannen machen. In der israelischen Presse wird diese Ecke der Tagelöhner am unteren Ende der Prophetenstraße ganz offen und unverblümt als „Sklavenmarkt" gebrandmarkt. Verschwunden ist er davon freilich nicht.

Und wenn ich manchmal nachts wach werde, aufgeschreckt von einem merkwürdig schrecklichen Geräusch, dann weiß ich, dass es verschiedene Kontinente sind, die draußen vor unserer Tür aneinander vorbei knirschen. Welten drängen und streiten sich um Jerusalem. „Diese Widersprüchlichkeit Jerusalems scheint schon im Namen der Stadt verankert", hat der Schriftsteller Amos Elon dazu einmal bemerkt. „Denn das Suffix ‚aim' in ‚Jeruschalaim' kennzeichnet im Hebräischen immer den Begriff eines Paares; es gehören also immer zwei Elemente zu solchen Wörtern: wie beispielsweise in ‚Einaim' für die Augen oder ‚Osnaim' für die Ohren. Und merkwürdig, in Jeruschalaim erstreckt sich dieser Gegensatz sogar auf die Landschaft. Die Stadt liegt genau auf der Wasserscheide zwischen Ost und West. Die Grenzlinie zwischen Wüste und kultiviertem Land läuft mitten durch die Stadt. Die schroffen Berge der Wüste von Juda, die im Osten der Stadt zum Toten Meer hin abfallen, stehen im krassen Gegensatz zu den grünen, bewaldeten Hügeln im Westen, wo der Wein wächst und es Weizen, Oliven und Feigen in Fülle gibt." Ja, auch das lässt sich am unteren Ende der Prophetenstraße mit bloßem Auge sehen und bestätigen. Mitten aus der Stadt heraus kann ich hier im Osten den Gipfel des Ölberges erkennen, hinter dem die Judäische Wüste zum Toten Meer hinabfällt – und hier, wo ich gerade stehe, ist es jetzt 33 Jahre her, dass Mauer und Stacheldraht niedergerissen wurden, die Jerusalem wie Berlin in zwei Teile gerissen hatten, 19 Jahre lang.

Geteilt aber ist sie aber gewiss schon seit ewig und für immer – und sie ist wohl auch nur geteilt und gemeinsam zu besitzen. Das scheint das tiefste Geheimnis Jerusalems. Wenn irgendwo, dann muss endlich hier der Beweis erbracht werden, dass die verschiedensten Völker und Kulturen auch in der Enge einer einzigen Stadt ohne Massaker und ethnische Säuberungen zusammenleben können – auch wenn die Geschichte Jerusalem oft Beweise des puren Gegenteils geliefert hat. Aber es geht nicht anders. Hier werden die unerledigten Hausaufgaben immer wieder von Neuem auf den Tisch gelegt. „Die Israelis und die Palästinenser sind bestimmt, Tür an Tür miteinander zu wohnen", betont Amos Oz seit Jahren, „ob wir es mögen oder nicht, ob wir uns mögen oder nicht, ob wir uns ähnlich sind oder nicht, ob wir uns in der Zukunft ähnlich werden oder nicht. Wir werden Tür an Tür miteinander leben müssen – als engste Nachbarn, mit allen Unterschieden, mit einer ganzen Palette verschiedener Traditionen, mit dem Bewusstsein, dass die menschliche Art eine Polyfonie bleibt und bleiben wird und bleiben muss."

Er hat vollkommen recht – doch es wäre wunderbar, wenn es in Jerusalem nur so einfach wäre. Denn diese Stadt ist ja nicht nur in sich unheilbar geteilt in einen West- und einen Ostteil, eine arabische und eine jüdische Seite der Stadt, in einen weltlichen und einen religiösen Teil, die sich gegenseitig gründlich fremd sind und in die sich der andere Bevölkerungsteil freiwillig jeweils kaum hineinwagt. Südlich des Tempelplatzes ruht in Silwan ein modernes arabisches Dorf auf dem ältesten jüdischen Boden überhaupt, in der sogenannten Davidstadt – und nur in einem Weltkrieg könnte versucht werden, daran etwas zu ändern. Die große Mehrzahl Jerusalems ist längst jüdisch; in der Altstadt aber – dem Herzen der Stadt – sind 70 Prozent moslemisch, knapp 9 Prozent jüdisch und 20 Prozent christlich. Hier treffen auch der Westen und der Osten insgesamt aufeinander und der Norden und

Süden, die Freiheit auf die Willkür, die Demokratie auf die Despotie, die Vergangenheit auf die Zukunft, die Geschichte auf den Mythos – in immer neuen Brüchen und Fragmentierungen zwischen unten und oben, alt und neu – und dies immer alles zugleich. Dazwischen gibt es keine „kurzen Dienstwege" und keine gemeinsame Sprache, die die vielen Weisen und Gelehrten Jerusalems gemeinsam sprechen und verstehen.

Jeder Blick in die Vergangenheit beleuchtet deshalb hier auch immer schon die Zukunft prophetisch und warnend mit. In der Beschreibung des „Jüdischen Krieges" durch Flavius Josephus waren die jüdischen Zeloten die wahren Akteure des Untergangs ihrer Metropole, mehr noch als der Römer Titus, der sie vor 1930 Jahren schließlich in Brand setzte. Seit alters her scheint hier keiner vitaler als die Radikalen; in Jerusalem überleben sie jede Katastrophe und es bleibt verstörend, dass sich so viele alte Visionen vieler Zeiten zusammen mit Berichten furchtbarer Massaker so deckungsgleich immer auf diesen einen konkreten kleinen Ort beziehen.

Als die Prophezeiungen über Jerusalem niedergeschrieben wurden, war die Stadt freilich meist nur eine anmaßende Provinzstadt am Rand oder zwischen den Großreichen und Supermächten, verglichen mit den großen Metropolen des antiken Orients, verglichen mit Memphis, Babylon oder Ninive. Und jetzt sind die Irakis schon längst keine Babylonier mehr, die Syrer keine Assyrer, die Türken keine Hethiter, die Italiener keine Römer. Nur die Juden sind immer noch Juden, in New York, Berlin, Paris, Moskau – und jetzt wieder in Jerusalem, wo sie mit ihrer Rückkehr sogar die Philister nach dreitausend Jahren wieder ans Tageslicht der Geschichte gezogen haben, die so lange als verschollen galten. Erst heute werden viele Verheißungen über Jerusalem also vor unseren Augen ganz wahr und offenbar – wo sich Androhungen des Untergangs gleichermaßen mit Verheißungen eines himmlischen Hochzeitsmahls um diesen einen gleichen Ort ranken. „Auf diesem Berg", lesen wir bei Jesaja, „wird der Herr der Heere für alle Völker ein Festmahl geben, ein Gelage mit erlesenen Weinen und den besten und feinsten Speisen. Auf diesem Berg zerreißt Er die Hülle, die alle Nationen verhüllt, und die Decke, die alle Völker bedeckt. Er beseitigt den Tod für immer ... Ja, die Hand des Herrn ruht auf diesem Berg."

Vor allem solcher Verheißungen wegen haben sich alle Orte des Abendlands in der langen Heilsgeschichte Europas auf diese Stadt hin orientiert – und mehr noch auf ihr vollendetes Abbild im himmlischen Jerusalem. Jeder Dom, jede Dorfkirche und jede Kapelle zwischen Palermo und Hammerfest weiß davon ein Lied zu singen. Ja, Jerusalem ist wirklich die wahre Hauptstadt des Westens, wer sonst! Und wer, wenn nicht Europa, sollte sich deshalb heute auch besonders mitverantwortlich für das fühlen, was hier geschieht – im Guten wie im Bösen?! Denn die Unheilsgeschichte Europas hat ja schließlich erst Israel in gewaltigen Wehen zurück in die Welt und in die Geschichte gepresst. Die Tragik des heutigen Jerusalem ist undenkbar ohne die Ermordung und Vertreibung der Juden Europas – für die hier heute vor allem die Palästinenser ihren Preis bezahlen.

Das Ende der Geschichte war allerdings auch diese Menschheitskatastrophe nicht – und auch nicht die tiefinnere Orientierung Europas auf Jerusalem hin. „Menschen aus allen Völkern und Stämmen, Sprachen und Nationen werden ihre

Leichen dort sehen", heißt es in einer furchterregenden Vision aus der Apokalypse des Johannes über den Untergang der Stadt. Diesen Text hatte Ida Friederike Görres vor Augen, als sie 1955 für die ersten 13 Mitglieder des Europarats die neue Europaflagge entwarf. Denn die Fahne mit den zwölf Sternen auf blauem Grund ist ein Heilszeichen, das die deutsche Dichterin nach der Schande des Abendlands wieder an den Himmel setzen wollte, voller Hoffnung, als Signal eines neuen Anfangs nach dem Ende, wie in dem Text des Johannes (12,1–2), wo es nach dem Wehgeschrei Jerusalems weiter heißt: „Dann erschien ein großes Zeichen am Himmel: eine Frau, mit der Sonne bekleidet; der Mond war unter ihren Füßen und ein Kranz von zwölf Sternen auf ihrem Haupt. Sie war schwanger und schrie vor Schmerzen in ihren Geburtswehen ..."

Heute am Stephanstor

4. August 2000

Ein Fahrzeug nach dem anderen drängt sich durch den Schatten des Stephanstores. Die hupende Autokolonne einer Hochzeitsgesellschaft reicht bis zum Kidrontal hinunter. Mädchen in Tüllkleidern umflattern die vier israelischen Soldaten, die in der Wachstube des Torhauses stationiert sind. Mütter mit sechs bis sieben Kindern folgen dem Corso zu Fuß, in palästinensischen Festgewändern, und zahllose Tanten und Cousinen, manche verschleiert. Sie kommen alle aus dem ersten Tor zum Haram el Sharif hervor, aus dem Tempelbergbezirk gleich links hinter dem Stephanstor, das jedem Ungläubigen verschlossen ist. Endlich kommt ein wenig Wind auf, der Abend naht. Ein Hahn kräht hinter der nahen Annakirche.

Das schöne Bogentor ist der einzige offene Eingang in die ummauerte Altstadt von Osten her, seit Suleiman das Goldene Tor ein paar hundert Meter weiter im Süden zumauern ließ. Und Stephanstor heißt es nur für die Christen. Vier steinerne Panther an der Außenseite haben ihm bei den Juden den Namen Löwentor gegeben, während es bei den Muslimen bis heute nur Bab Sitti Maryam genannt wird. Für die Muslime Jerusalems ist es das „Tor der Herrin Maria", wegen dem Geburtshaus der jüdischen Gottesmutter der Christen, gleich rechts hinter dem Gemäuer, und wegen ihres Grabes da unten im Kidrontal, wo gerade das letzte Auto der Hochzeitskolonne verschwindet. Die Abendsonne vergoldet den Ölberg darüber. Wie friedlich auf einmal der Ort wieder geworden ist, der in den letzten Wochen so sehr in den Brennpunkt der Weltöffentlichkeit gerückt war – nachdem die Altstadt durch eben dieses Tor vor 33 Jahren am dritten Tag des Sechstagekrieges von den Israelis erobert worden ist.

Damals war es ein Inferno, am frühen Morgen schon. Die Straßenschlucht war von unten bis oben in Rauch gehüllt, Asche wirbelte in fetten Flocken zum Himmel. Mörderischer Krach brach sich in den Steinen. Die Jordanier feuerten von der Mauer auf alles, was sich bewegte, ein brennender Bus versperrte den Weg, als ein Kettenfahrzeug der Israelis den Asphalt hochraste und das Löwentor zur Altstadt durchbrach. „Nach links!", schrie Motta Gur, der Kommandeur des Fahrzeugs, dem Fahrer zu, mitten im Trommelfeuer seiner eigenen Leute. Der riss das Steuer herum und durchbrach Sekunden später das Tor zum Tempelberg, dem Paradiesgarten der Muslime. Plötzlich standen sie vor dem Felsendom – über dem heiligsten Boden des Judentums.

Es war ein Ereignis, das die ganze Welt überrumpelte, die Jordanier, die Muslime, die Christen, die Juden, doch zuerst und zuletzt die Israelis selbst, bis heute. „Der Tempelberg ist in unserer Hand!“, funkte Motta Gur atemlos Generalmajor Uzi Narkiss zu, der der Vorhut in einem Jeep folgte. Ein Fallschirmspringer hisste indes die israelische Flagge über dem Felsendom – die Moshe Dayan freilich augenblicklich wieder einholen ließ, als er den Platz am Nachmittag betrat, entsetzt und aus Furcht vor einem Krieg mit allen Moslems der Erde, „von Marokko bis Indonesien“, den keine Macht der Erde gewinnen kann. So ist die Lage bis heute: Der Tempelberg ist in der Hand Israels. Doch das Heilige Land wäre verloren, wenn Israel seine Hand jemals zu schließen versuchte.

Beginn der Endzeit

24. August 2000

Heute am Jaffator. Hier kosten die frischen Sesamringe bei den fliegenden Händlern anderthalbmal soviel wie in den Bäckereien vor dem Damaskustor und die Verkäufer wären blöd, wenn es nicht so wäre. Nicht, weil ihre Kringel knuspriger wären, doch hier ist der israelische Eingang zu der überwiegend arabischen Altstadt Jerusalems und mehr noch: Hier ist das Eingangstor für jüdische Besucher aus der ganzen Welt zum Zion. Durch das Jaffator ziehen sie in nicht endenden Prozessionen durch das armenische Viertel zur Klagemauer, die meisten zu Fuß. An keinem Tor Jerusalems sitzt das Geld lockerer in der Hosentasche. Das Jaffator ist die Bresche Westjerusalems in die Hauptstadt der Welt.

Etwa zwölf Schlepper links und rechts hinter dem Tor haben deshalb alle Hände voll zu tun, ihre – freilich meist christlichen – Opfer in allen Weltsprachen in einen der nächsten Läden zu komplimentieren. Wer aus Chicago, Paris, Amsterdam, Buenos Aires, Johannesburg oder Melbourne in Jerusalem ankommt, vielleicht sogar zum ersten Mal, für den ist dieser Tag auf Unvergesslichkeit programmiert. Hier ist darum immer Festtag. Fast alle Gesichter erzählen davon und auch die Kleidung. Am Jaffator findet ein ständiger großer und aufregender Empfang statt. Vor dem Tor ist in den letzten Jahren ein großer weiter Balkon als Brücke über die alte Jaffastreet geschlagen worden, wo früher ein dieselstinkender Busbahnhof die Luft verpestete. Eine elegante Sabbat-Avenue zieht sich als Flaniermeile aus Granit vom alten Rathaus bis hier herunter an der Mauer entlang. Auf der anderen Seite der Jaffastreet wartet eine andere Marmorpromenade darauf, bald ebenfalls in diesen Platz hinein geöffnet zu werden, in einer Art profaner Tempelarchitektur.

Der Platz ist unvergleichlich, mit Blick zum King-David-Hotel (dessen Gäste hier ebenfalls zu Fuß ankommen) über das biblische Hinnomtal hinweg und hinüber zu den Bergen Judäas. Ein leichter Wind kühlt die Besucher. Auf den Steinbänken sitzen Junge und Alte, die wiegend in kleinen Büchern lesen und Psalmen rezitieren. Es ist eine Wegkreuzung der Weltgeschichte. Dafür sind natürlich – wie meistens – auch die Deutschen wieder mal mitverantwortlich. Denn erst vor gut 100 Jahren ist für Wilhelm II. das vordem schmale und verwinkelte Tor Suleimans des Prächtigen zu dem heutigen großen Mauerdurchbruch erweitert worden, damit der deutsche Kaiser die Stadt mit seiner Entourage ungehindert betreten konnte. Als 19 Jahre später General Allenby Jerusalem den Osmanen abnahm, stieg er hier dennoch vom Pferd, weil er die Stadt nicht hoch zu Ross betreten wollte, in der Jesus barfuß den Kreuzweg entlanggestolpert ist.

„Für meine sehr fromme, sehr bibelfeste, sehr patriotische Urgroßmutter war Allenbys Einmarsch in Jerusalem die Krönung der Geschichte", hat mir dazu mein Kollege Alan Posener aus Berlin gemailt, „das hat sie mir erzählt, als ich noch Kniestrümpfe und kurze Hosen trug. Und anhand des Buchs der Offenbarung wusste sie mir klarzumachen, dass schon dort Allenbys Sieg als Beginn der Endzeit beschrieben ist." Gerade einen Monat vorher hatte Lord Balfour den Juden eine nationale Heimstätte in Palästina versprochen. Und vielleicht hat Poseners Urgroßmutter ja Recht; vielleicht hat die Endzeit damals ja tatsächlich schon begonnen.

Der Tempelberg der Christen

7. September 2000

Der christliche Heiligenkalender verzeichnet keine Geburtstage. Wie bei den Märtyrern hält er auch bei den Lieblingen Gottes nur deren Todestage fest – für die Stunde, in denen sie endlich in jenen Raum hinüberwechseln durften, „in dem der Tod nicht mehr sein wird, keine Trauer, keine Klage, keine Mühsal und Quälerei und wo vergangen ist, was früher war".

Von dieser festen Regel gibt es nur zwei Ausnahmen neben dem Geburtstag Jesu zu Weihnachten. Das ist die Geburt

Johannes' des Täufers, des Vorläufers Jesu aus der Wüste, am 24. Juni und die Geburt Mariens am 8. September. Die Geburt „unserer hochheiligen Herrin, der Gottesgebärerin und immerwährenden Jungfrau Maria", wie der Tag offiziell heißt, zählte lange zu den zwölf christlichen Hochfesten des Jahres. Als „Wendepunkt der Heilsgeschichte" wurde er schon im 6. Jahrhundert in Konstantinopel gefeiert.

„An Mariä Geburt fliegen die Schwalben furt", war hingegen das Einzige, was ich von diesem alten Fest noch wusste – eine alte Bauernregel, die mir meine Mutter einmal überliefert hatte – als mein Kollege Alan Posener mich jetzt aus Berlin anrief. Von ihm hatte ich erstmals erfahren, dass in England der Hexenwahn exakt zu der Zeit einsetzte, als dort die alte abendländische Marienverehrung zusammenbrach. Im letzten Jahr hat der Shakespeare-Spezialist der „einflussreichsten Frau der Weltgeschichte" eine meisterhafte kleine Biografie gewidmet. „Du lebst doch in Jerusalem", sagte er jetzt, „willst du da nicht zu diesem Fest einmal ein bisschen nach ihrer Geburt forschen. Sie kommt doch von dort." Maria, Mirjam, die kleine Galiläerin, soll gar nicht aus Nazareth in Galiläa stammen?

Dass Maria bis zu ihrem Tod auf dem Zionsberg gelebt hat, erzählen viele alte Quellen Jerusalems. Im Garten Gethsemani wird ihr leeres Grab verehrt. Als 1898 Kaiser Wilhelm neben dem Abendmahlssaal einen Gemüsegarten kaufte, um für die Benedektiner hier eine Abtei zu errichten, kamen Äthiopier und Syrer zu ihnen und fragten: „Was wird denn jetzt aus den Steinen vom Haus Mariens in dem Garten?" Und sie zeigten ihnen zwei große, grobe Steine mit einem eingemeißelten Kreuz, die sie seit vielen Jahrhunderten verehrt hatten. Da nahmen die Baumeister die beiden Steinquader und fügten sie über dem Erdboden in das Fundament des neuen Glockenturms ein, wo sie jetzt noch jeder sehen und berühren kann.

Und es gibt Quellen aus dem zweiten Jahrhundert, die ausführlich auch schon von Marias Geburt in Jerusalem erzählen, freilich in legendenhafter Ausschmückung, die mehr zu verdecken als zu enthüllen scheinen. Das Fest freilich erklären sie nicht. Was sollte mit ihrer Geburt gefeiert werden? Ich stelle die Frage einer guten Freundin. „Der Tag sollte festhalten", antwortet sie, „dass Maria ganz und gar Person war und nie ein Symbol. Sie durchbricht jede Legende. Sie fiel nicht vom Himmel, sie ist keine Märchenfee. Sie ist die reale Mutter Christi, dessen Hinrichtung sie da drüben mit anschauen musste. Solche Feste lassen sich von außen aber so wenig wie Kirchenfenster begreifen. Von außen wirken sie nur noch schwarz und leer. Man muss in sie eintreten, um ihre Farbenpracht und Schönheit zu erfahren."

Ins Innere eintreten?

Vom Grab Mariens ist man in fünf Minuten zum Löwentor hinaufgestiegen, das die Araber „Tor der Herrin Maria" nennen, so weit sie in Jerusalem zurückdenken. Dahinter führt gleich links ein Weg zum alten Tempelberg der Juden und in den „Vornehmen Bezirk" der Muslime hinein, wo in den letzten Wochen die Hoffnungen auf einen schnellen Frieden im Heiligen Land wieder einmal so spektakulär zerschellt sind. Es ist einer der schönsten Bezirke der Erde und sicherlich ihr brisantester. Gleich rechts führt hier aber eine Tür in ein Haus und dahinter in einen Keller hinunter und von dort aus noch eine Treppe tiefer, wo einem ein einsamer Wächter zuerst die Wohnung Annas und Joachims zeigt, der Eltern Marias, und darunter den Raum ihrer Geburt. Es ist angenehm kühl hier unten. Der Wärter knipst eine Glühbirne an, salbt einem neben dem Körbchen mit Schekel- und Dollarscheinen die Stirn mit Öl, drückt einem vor einem Sandbecken eine Kerze in die Hand und man staunt, wie geräumig das uralte Höhlengewölbe ist. Es ist ein Raum, wie sie rings um das Mittelmeer in den heißen Sommern in der Antike oft zu den komfortabelsten Wohnräumen gezählt wurden.

„Ach, ihr wart bei den Griechisch-Orthodoxen", lächelt am nächsten Tag Pater Bargil, unser archäologischer Gewährsmann Jerusalems (und eine Art benediktinischer Schliemann der Stadt). „Dieses Haus ist aber sekundär. Der primäre Ort liegt unter der Annakirche, das ist gerade ein Haus weiter. Da wohnte wohl ihre Mutter, dort bei den Schafsteichen ist die älteste Marienkirche Jerusalems bezeugt, auf die hier alle Traditionen zurückweisen. Und auf die Einweihung dieser Kirche im 5. Jahrhundert geht auch das Fest Mariä Geburt zurück. Den Namen Annas erhielt die Kirche erst, nachdem sie von den Persern zum ersten Mal zerstört und wiederaufgebaut wurde. Später haben die Kreuzfahrer den Platz mit der heutigen Kirche überbaut. Sie hatten hier immer das sicherste Gespür für die authentischsten Überlieferungen."

In das nächste Haus führt ein Tor und eine kleine enge Tür hinein, dahinter liegt ein Garten, darin eine Kirche wie eine Burg, die den „weißen Vätern" aus Frankreich gehört. Würde Maria heute noch einmal geboren, käme sie deshalb auf französischem Boden zur Welt. Denn mitten in Jerusalem ist ihr Geburtsort exterritorial – inmitten der Mauern der Altstadt und unmittelbar neben dem Tempelberg, dessen umstrittene Souveränität die Welt heute vor eine fast unlösbare Aufgabe stellt. Aus Dank für die freundliche Haltung Frankreichs im Krimkrieg hat die Hohe Pforte der Türken das Stückchen Land im letzten Jahrhundert den Franzosen geschenkt, ein unvorstellbarer Akt in unserer Zeit. Die Annakirche ist ein architektonisches Juwel im Heiligen Land, die am ehesten an die schönsten romanischen Kirchen entlang des Jakobsweges nach Spanien erinnert. Die Akustik in der Kirche ist märchenhaft und in der Krypta verdichtet sie sich so, dass der Klang der eigenen Stimme ohne Umweg über das Ohr direkt das eigene Herz erreicht.

Hier soll sie also geboren sein, in dieser Grotte, die sicher einmal ein Wohnraum war. Mirjam war ein Siebenmonatskind, heißt es in den ältesten Texten, die auch davon berichten, dass ihre Eltern Anna und Joachim sie früh in den nahen Tempel brachten. Gewiss ist freilich etwas anderes, wenn sie hier geboren war, und egal, ob sie nun 13 oder 16 Jahre älter als ihr Sohn war. Exakt damals muss jedenfalls das Hämmern und Klopfen vor ihrer Haustür kein Ende genommen haben. Maria wurde exakt zu jener Zeit geboren, als Herodes hier den jüdischen Tempel neu bauen ließ und damit alles, was wir davon heute noch in Jerusalem sehen können: von der Klagemauer bis zu den Hulda-Toren. Bei der Geburt Mariens lag vor ihrem Elternhaus die gewaltigste Baustelle des Nahen Ostens. Als Kind hatte sie den Tempelberg. ständig vor Augen.

Als das Fest ihrer Geburt hier aber in den Kalender eingeführt und erstmals gefeiert wurde, lag der Tempel nebenan schon seit 300 Jahren so in Trümmern, wie die Römer ihn hier im Jahr 70 hinterlassen hatten. Pilgerberichte erzählen, dass Juden damals schon jährlich hierhin zogen und über den geborstenen Steinen weinten, die die Christen nicht antasten wollten. Mit diesem Fest und der ersten Marienkirche neben dem Trümmergrundstück erklärten sie damals stattdessen, dass Gott seine Adresse gewechselt habe.

Ein kleines jüdisches Mädchen sei das letzte Haus, in dem Gott Wohnung genommen habe, erklärten sie damals. Skandalöser, kühner und stolzer war noch nie von der Würde des Menschen gedacht worden – und vor allem nicht von der Würde der Frau. Seit damals verehren Christen die Tochter Annas und Joachims als ihren neuen Tempelberg.

Madonna von Netzarim

24. September 2000

Netzarim / Gaza – Shlomit Zvi, 30 Jahre alt, Mutter von sechs Kindern und High-School-Lehrerin, ist schön wie eine Madonna, doch sie spielt keine Rolle in einem Krippenspiel. Wenn sie zur Arbeit fährt, muss sie sich einem schwer bewachten Konvoi anschließen, der regelmäßig wie eine Buslinie von ihrer Wohnung hinüber nach Israel verkehrt. Und wenn sie abends oder gar nach Einbruch der Nacht noch einmal dringend nach Aschkelon an die israelische Mittelmeerküste muss, ruft sie aus dem nahen Militärcamp eine eigene Eskorte herbei, die sie sicher auf die andere Seite des Zauns bringt, von wo sie heute auf schwer gepanzertem LKW Besuch von der internationalen Presse bekam.

Die junge, schöne und freundliche Frau lebt mit ihrem Mann und Kindern und Nachbarn in einer jüdischen Siedlung mitten in dem von Palästinensern dicht besiedelten Gazastreifen, dem westlichen Kernland des zukünftigen neuen

Staates Palästina, der an dieser Stelle knapp fünf Kilometer breit ist. „Warum wir hier sind?", lächelt sie im Casino des Militär-Camps. „Weil es mehr gibt als nur Komfort. Weil wir Israelis ..., nein, weil wir Juden sind, die an die Tora glauben und weil dies Eretz Israel ist. Das ist das Land, das Gott Abraham und seinen Nachkommen versprochen hat."

Zweihundert Meter hinter dem Camp schmiegen sich die Häuser ihrer neuen Heimat eng in der Dünenlandschaft des Gazastreifens aneinander. 400 Personen in etwa 60 Familien leben hier, bewacht von zirka 100 Soldaten der israelischen Armee und ständig beobachtet von Diensthabenden auf einem hohen Aussichtsturm, dessen starke Ferngläser leicht bis in die Fenster von Gaza-City schauen können. Mit bloßem Auge ist von dort oben auch das Mittelmeer und die Netzarim-Kreuzung im Südosten zu überwachen, an der es immer wieder zu Zusammenstößen zwischen Israelis und Palästinensern kommt. Erst im letzten Monat gab es die letzte Tote, als eine junge Mutter aus Palästina dort ihr Leben verlor, weil sie mit ihrem Mann und zwei kleinen Kindern geradewegs in das Feuer von Wachsoldaten geriet, das einem anderen Auto galt, aus dem zuvor das Feuer auf die Israelis in ihrer Festung am Straßenrand eröffnet worden war. An der Netzarim-Kreuzung überschneidet sich seit Jahren der Weg jüdischer Siedler mit den Wegen der Palästinenser.

Neben der Kreuzung duckt sich eine israelische Festung aus meterdicken Betonblöcken vor zwei Hochhäusern, die vollgepackt sind mit Sicherheitsleuten des zukünftigen Palästina. Immer wieder gibt es Zwischenfälle. Zwei ferngezündete Minen sind in den letzten Wochen wieder neben den Konvois nach Netzarim explodiert. Brennende Reifen in den Olivenhainen begleiten die Soldaten und Siedler alle paar Tage, zusammen mit immer wieder herabprasselnden Schauern eines Kieselsteinregens aus der Hand von Kindern, auf den sich unmöglich mit Gewehrschüssen reagieren lässt.

Zu dieser Herbstzeit ist der Gaza-Streifen wieder ein Garten, eingerahmt von Baumwollfeldern, auf denen allenthalben die reife weiße Wolle aus den ausgedörrten Kapseln der Pflanzen quillt. Vor der Intifada wusste kaum noch jemand im Heiligen Land, wo eigentlich die Grenze zwischen Israel und diesem Streifen war. Es gab nicht einmal einen Zaun, wo jetzt ein „hoch intelligenter" Zaun ohne alle Löcher den schmalen Landstrich umgibt, mit den feinsten Sensoren für jede Grenzverletzung. Kaum eine Maus passiert seitdem diese Grenze unbemerkt, geschweige denn ein Mensch. Der Gaza-Streifen ist der vielleicht hermetisch abgeriegelste Bezirk der Erde. Mit dem Auto kommt kaum keiner hinein oder hinaus in den Streifen, in dem über 1,5 Millionen Palästinenser mit 7000 israelischen Siedlern in 19 Siedlungen auf einem 45 Kilometer langen schmalen Landstreifen miteinander leben. 25.000 arabische Arbeiter in Israel müssen hier ebenso wie alle Güter täglich an der Grenze in verschiedene Fahrzeuge umgeladen werden, um weiterzukommen, in einer immer langwierigen Prozedur.

Dass dieses Verfahren allerdings ohne unnötige Schikanen und unter den gegebenen Umständen so humanitär wie möglich verläuft, sollen ausländische Journalisten beobachten dürfen, die jetzt von der israelischen Armee zu einem Tag der offenen Tür eingeladen wurden. Auch dass an der Aufrüstung im Gaza-Streifen, von der in der palästinensischen Presse wiederholt die Rede war, nichts dran ist, sollen sie selber sehen. Die effektiven Grenzanlagen, die ihnen vorgeführt werden, können allerdings gerade den deutschen Kollegen nichts von ihrem Grusel nehmen. Major Levy, der den Journalisten als eine Art Reiseführer beigegeben wurde, ist so etwas wie ein Held der israelischen Armee: unbestimmt jung, braungebrannt, eine Sonnenbrille in den kurzen Haaren. Er hat die mühselige Entflechtung in Hebron mitbefehligt. Er war bei dem Rückzug aus Jenin dabei. Jetzt ist er in Gaza, wo er mit breitem Lachen immer wieder darauf hinweist, dass die ganze Politik Israels im Gazastreifen nur darauf abziele, sich nicht provozieren zu lassen. Auf das Dilemma allerdings, dass er hier Einheiten der israelischen Armee befehligen muss, die mit den jüdischen Siedlungen im Gazastreifen eine der größten Provokationen gegen die Bevölkerung Palästinas schützen sollen, hat auch er keine Antwort.

Funke am Pulverfass

28. September 2000

Jerusalem – Noch vor dem Morgengrauen hat das Geknatter eines kreisenden Hubschraubers die Bewohner der Altstadt geweckt. Palästinensische Schulkinder laufen beim Aufgang der Sonne durch die alten Gewölbe der leeren engen Gassen, deren Kreuzungen heute systematisch von schwer bewaffneten Patrouillen des israelischen Grenzschutzes gesichert werden, die selbst dem Schulalter gerade entwachsen scheinen.

Der bedrohliche Schutz gilt Ariel Scharon, dem Führer der oppositionellen Likud-Partei und Gegenspieler Ehud Baraks, der angekündigt hat, heute, am vorletzten Tag des Jahres 5760, wie jeder gewöhnliche Tourist Jerusalems dem Tempelberg einen kurzen Besuch abzustatten. Es ist ein programmierter Zusammenstoß mit den Palästinensern. Denn Ariel Scharon ist natürlich kein gewöhnlicher Besucher und der Tempelberg keine Sehenswürdigkeit wie etwa das Rockefeller-Museum. Der ummauerte Berg ist der heiligste Ort der Muslime in Jerusalem (über dem heiligsten Boden der Juden weltweit), über dessen strittige Souveränitat die Verhandlungen in Camp David gescheitert sind. Schon seit Tagen sind die muslimischen Behörden der Stadt vergeblich Sturm gegen den Besuch des alten Kriegshelden gelaufen, den sie eine strategisch eiskalt „kalkulierte Provokation“ nennen, um den Anspruch der unanfechtbaren Oberherrschaft Israels hier noch einmal vor aller Welt zu unterstreichen, bevor die Gespräche nun weitergehen.

Als Scharon unter schwerster Bewachung an der Rampe eintrifft, die rechts neben den Betern vor der Klagemauer auf das Plateau hochführt, warten aufgereihte Polizeiwagen neben einsatzbereiten Krankenwagen auf dem Platz neben den Sicherheitsschleusen schon seit einer Stunde auf ihn. Fünf Krankentragen stehen nebenanander an das Gitter gelehnt. Dicht an dicht säumen Soldaten dahinter den Weg hoch zu dem engen Maghreb-Tor, das Fremden allein noch den Zugang zu dem umstrittenen Platz erlaubt. Ein Widderhorn wird irgendwo in der Menge geblasen. „Es ist ein ganz normaler Vorgang“, brummt Scharon in die Mikrofone, die ihm über die Absperrgitter und an den Schultern der Sicherheitsleute vorbei entgegengestreckt werden, als er den Weg halbwegs hochgeschoben wird. 300 Soldaten in Kampfausrüstung warten schon oben auf ihn. Sobald er das Tor passiert hat, eilt ihm noch eine Polizeieinheit hinterher.

„Allahu akbar!", tönt es dem harmlosen Spaziergänger oben aus hundert Kehlen augenblicklich entgegen: „Gott ist größer!" Mühsam halten die Polizisten aufgebrachte Demonstranten zurück, die Herrn Scharon den Weg durch das himmlisch schöne Areal versperren wollen, das seit der Eroberung durch die Israelis im Jahr 1967 immer wieder blutige Zusammenstöße gesehen hat. Vor der Al Aksa-Moschee stürzen plötzlich aufgebrachte Beter aus dem ehrwürdigen Gebäude, Steine fliegen, Plastikstühle fliegen durch die Luft, plötzlich fallen Schüsse. Tränengasschwaden treiben die Demonstranten zurück, ein verletzter Junge wird weggetragen, im Laufschritt tragen vier Soldaten einen ihrer Kameraden auf einer Trage zurück zum Eingangstor.

Die Aufregung ist allgemein, die Ariel Scharon hinter sich lässt, als er nach einer dreiviertel Stunde den Rückzug antritt, gefolgt von wütenden Arabern, die weniger ihn als die vielen Kameras meinen, als sie mit fuchtelnden Fäusten schreien: „Mörder! Der Mann hat Blut in den Augen! Er will den Frieden töten!" „Haut ab nach Mekka!", antwortet ihnen aus dem Pulk um den Oppositionsführer eine laute Stimme in breitestem US-Amerikanisch: „Verschwindet aus unserem Land!" „Araber über den Jordan! Der Tempelberg muss jüdisch bleiben!" Mindestens acht Palästinenser sollen verwundet worden sein und 25 Polizisten, heißt es offiziell, während über BBC schon die ersten Bilder mit einem kurzen Interview Ariel Scharons um die Welt kreisen: „Ich bin mit einer Botschaft des Friedens hierhin auf den Tempelberg gekommen."

Schüsse über dem Kidrontal

1. Oktober 2000

Jerusalem – Kurz hinter der nordöstlichen Ecke der Altstadtmauer hält ein zehnjähriger Freischärler mit einem faustgroßen Stein in der Hand aufgeregt unser Auto an und lässt uns dann gnädig die Straße zum Ölberg hoch passieren. Der letzte Posten schwer bewaffneter Israelis liegt gerade eine Minute hinter uns. Nach der Tankstelle, wo wir die Jerichostraße gekreuzt haben, beginnt im Moment Niemandsland. Der bedrohliche Gestank verbrannter Reifen hängt über dem Kidrontal. In der Nähe des Mariengrabes steht ein Auto lichterloh in Flammen.

Die Menschen ducken sich unter dem Geheul der Sirenen, die vor und zurück durch die Straßen Ostjerusalems heulen, mit flackerndem Blaulicht auf den Polizeiwagen und Rotlicht auf den jagenden Ambulanzen. Das Geknatter kreisender Hubschrauber am makellos blauen Himmel lässt die Nerven nicht zur Ruhe kommen und noch weniger die donnerschlaglauten Schüsse, mit denen oben auf dem Ölberg seit den Mittagsunruhen am Tempelberg Hartgummigeschosse abgefeuert werden.

An der hebräischen Universität lassen wir das Auto stehen und laufen durch einen lichten Pinienhain die Martin-Buber-Straße zweihundert Meter zum Augusta-Victoria-Hospital die Passstraße zurück, exakt auf der Wasserscheide zwischen dem Mittel- und dem Toten Meer. Links erstrecken sich die Hügel der Judaäischen Wüste bis zum Jordan hinunter, heute so klar, dass der Asphaltsee von hier aus mit bloßem

Augen als silberner Spiegel in der Ferne zu erkennen ist. Eine blökende Ziegenherde wird in einer Staubwolke unterhalb der Pinien durch das Geröllfeld getrieben, ein Junge mit einem Stecken reitet gleichförmig auf einem Esel an ihnen vorbei. Auf der anderen Seite des Hanges erglänzt rechts das goldene Jerusalem in den schönsten Farben dieses Herbstes an diesem Nachmittag auf. Auf der Straße vor uns herrscht Krieg.

Die nächste Kreuzung ist unpassierbar. Jedes Auto am Straßenrand ist zerbeult und zerschlagen worden. Das Pflaster ist mit Glas übersät und mit Steinen in jeder Größe. Dazwischen ausgebrannte Matrazen und umgekippte, rauchende, abgefackelte Müllcontainer. Rund 50 Soldaten in Kampfausrüstung haben hier Stellung bezogen und auf der Brache rechts, über der päpstlichen Nuntiatur, und links in den letzten Gebäuden des Hospitals und feuern bedächtig, Schuss auf Schuss, ihre Gummigeschosse in eine tobende Kinderschar zwischen den Häusern auf der anderen Seite der Kreuzung ab. Hier ist der Berg der Himmelfahrt. Wie flatternde Vögel kommen Steine durch den kristallenen Himmel geflogen, dazwischen richtige Spatzen, Schwalben, Krähen, Tauben und manchmal Feuervögel mit langem Flammenschwanz: hoch geschleuderte Molotow-Cocktails, von denen die meisten als brennende Lache mitten auf der Kreuzung landen.

Manche Jugendliche jagen ihre Steine auf einer Wurfschleuder, wie wir sie aus alten Bilderbibeln in der Hand des jungen David kennen, zu den jungen Soldaten herüber. Andere schieben ein rollendes Autowrack als Deckung näher, um ihre Steine noch präziser herüberschleudern zu können, die doch zum großen Teil alle nur wieder auf der Straße landen. Ein Soldat wird über dem Auge getroffen, bekommt noch auf der Stelle einen Verband aufgedrückt und wird nach hinten weggeführt. Das laute Knallen der Spezialgewehre zur Aufruhrbekämpfung will kein Ende nehmen und schreckt doch keinen außer ein paar ausländischen Zivilisten. Wie Katzen springen die Kinder hinter der Kreuzung vor und zurück in ihre Deckungen, mit johlendem Geschrei und schwenken siegestrunken eine flatternde Palästinenserflagge hinter dem Autowrack. Keine Tränengaswolke kann sie von dort vertreiben. Das ganze Dorf jubelt ihnen aus gehöriger Entfernung zu. Ambulanzen fahren zwischen ihnen hin und her. Das sind ihre Heldentage. Endlich erleben sie nun selbst, wovon ihre Väter ihnen so oft erzählt haben. Oh Palästina! Diese Stunden werden sie nie vergessen.

Stadt unter Strom

6. Oktober 2000

Jerusalem – Schon am Donnerstagnachmittag war die Altstadt gespenstisch leer geworden, alle Läden geschlossen. „Kommt morgen nicht in die Altstadt! Bleibt zuhause und sperrt die Türen ab!", flüstert uns jeder Bekannte zu, dem wir begegnen. Wie eine Totenklage schraubt sich um fünf am Morgen der Ruf des Muezzins über die Altstadt. Singt er heute lauter? Ist das plötzlich eine andere Stimme? Vom dunklen Himmel her antwortet ihm das kreisende Geknatter eines Hubschraubers. Die Stadt steht unter Strom.

Alle Zugänge zur Westbank sind rigoros abgeriegelt. Die Altstadt gleicht schon in der Früh einer belagerten Festung. Große Polizei- und Armeeeinheiten lagern vor jedem der sieben Tore, wo sich die Jugendlichen des Heiligen Landes im stillen Hass begegnen, die einen mit schusssicheren Westen, Helmen und Schnellfeuergewehren, die anderen in T-Shirts und Sandalen. Zum Freitagsgebet dürfen heute nur die Palästinenser Jerusalems auf den Tempelberg und die Araber Israels. „Das kann nicht gutgehen", sagt ein Geschäftsmann hinter dem Jaffa-Tor. „Von den 80 Toten der letzten Woche waren 80 Prozent unter 16 Jahre alt. 80 Familien wurden damit mit Hass bis in die nächste Generation aufgeladen!" „Wenn Arafat jetzt nicht bald nachgibt und die Gewalt stoppt, wird es schlimm", sagt unsere Vermieterin. „Was Scharon letzte Woche mit seinem Besuch gemacht hat, war großer Mist, aber irgendwann muss die Sache doch mal ein Ende haben." „Ein Ende wird der Kampf erst haben, wenn es hier keine Steine mehr gibt", sagt der Bäcker auf der anderen Straßenseite. „Wie soll das dann zu Ende gehen, wenn unsere Kinder täglich sterben? Man kann doch nicht mit Panzern und Kampfhubschraubern auf Steinewerfer zurückschießen." In der Altstadt spielen Kleine zwischen unseren Beinen mit einer leeren Plastikflasche Fußball. Soldaten in Kampfausrüstung lehnen an der gegenüberliegenden Ecke. „Die Sonne scheint, die Blumen blühen, die Kinder spielen, die Killer killen", zitiert mein jüdischer Freund den Dichter Bialik.

Kein Ungläubiger wird zum Gebet auf den Tempelplatz durchgelassen. Doch gleich davor öffnet sich nach rechts eine Tür in ein altes Haus, dahinter geht es eine enge Treppe hoch, in einer Wohnung wird dem Fremden Mokka gereicht und eine Leiter, um auf das Dach zu steigen, und von dort zum nächsten Dach, wo schon Journalisten aus aller Welt den Platz vor dem Felsendom beobachten, wo die Beter dem Prediger lauschen, dessen Stimme von Lautsprechern bis über das Kidrontal getragen wird.

Es ist so friedlich hier oben. Endlich scheinen sich die israelischen mit den palästinensischen Sicherheitsdiensten einig geworden zu sein. Nach der Lesung aus dem Koran und dem Gebet versichert der Prediger den Gläubigen, dass ihnen der Sieg in ihrem Widerstand gegen die Ungläubigen sicher sei. „Im Jihad werdet ihr eure Würde wiederfinden! Ruft Gott an, dass er die Feinde des Islam vernichtet. Sie sollen vom Angesicht der Erde verschwinden! Muslime Jerusalems, ihr seid die Wachen des Heiligen Landes! Gott hat euch von allen Nationen bevorzugt. Die Massaker der Besatzer waren nicht die ersten und werden nicht die letzten sein. Doch diese Massaker sind geheiligt durch euren Kampf für die heilige Al-Aksa-Moschee!"

Plötzlich kommt Bewegung in die Menge der Beter, plötzlich fliegen Steine nach rechts hinüber, hinunter zum Platz vor der Klagemauer, plötzlich stimmen die Frauen Sprechchöre zu den Fernsehkameras auf den Dächern an. Sie werden von Sicherheitsleuten zurückgedrängt. Doch dann tönen Schüsse vom Norden her über den Tempelplatz. Ein Trupp Soldaten stürmt wie eine Kohorte römischer Legionäre durch die Via Dolorosa. Vor der Annakirche ist die Straße felsübersät, ein Schwarm Steine folgt dem nächsten von der Nordmauer des Tempelplatzes her. Splitter spritzen durch die Luft. Die Soldaten springen vor und zurück aus der Deckung und schießen zurück, mit gewaltigen Detonationen, deren Echo sich in den engen Gassen bricht. Die Polizeistation im Löwentor ist gestürmt worden, das Innere ist verwüstet, der Raum ist voll von ätzend scharfem Tränengas. Ein Offizier schreit Kommandos über ein Megafon, das Geschrei ist ohrenbetäubend. Ambulanzen preschen vom Löwentor zum Tempelplatz hinüber. 5000 Jugendliche befinden sich in dem Bezirk. Sie stehen oben wie auf der Berliner Mauer hinter den Stacheldrahtrollen, doch brüllen sie hier wie aus einer Kehle mit erhobenen Fäustern: „Allahu akbar! Allahu akbar! Es lebe die Al-Aksa Moschee!"

In eiserner Hand

13. Oktober 2000

Der brodelnde Markt in dem steinernen Treppenhaus vor dem Damaskustor ist heute fast leer. Doppelte Polizeiketten prüfen am Tag nach den jüngsten Morden und Raketen auf Ramallah jeden Passanten, der die Treppen hinuntersteigt. Eine zweite Kette prüft im Torhaus die wenigen, die durchgelassen wurden, noch einmal und in den Gassen zum Tempelberg folgen drei weitere Absperrungen. An diesem neuen „Tag des Zorns" hat Israel die Altstadt in eine eiserne Hand genommen, die Stadt gleicht einem Heerlager. Zum Freitagsgebet darf heute kein Beter unter 50 den heiligen Berg betreten, der sich vor einer Woche in einen spuckenden Vulkan verwandelt hatte, als 3000 Jugendliche nach dem Gebet alle Straßen rings um die Mauern mit Steinen und Felsbrocken übersät hatten, vor allem aber die Wachmannschaften. „Wir tun das nicht gern", sagt ein Offizier an einer Absperrung, „aber was sollen wir tun? Nächste Woche müssen wir den Tempelberg und die Stadt vielleicht ganz absperren."

Der Musrara-Markt vor dem Damaskustor gleicht dafür heute schon um halb zwölf einem Hexenkessel. Geschrei erhebt sich aus einem Menschenauflauf. Ein Prediger mit schwarzem Turban und langem Bart und Kaftan zieht in seiner Mitte Kameraleute aus aller Welt an wie Magnet Eisenspäne, in fürchterlichem Gedränge. Jetzt rollt die Menge hier mitten im Schmutz ihre Gebetsteppiche aus, jetzt müssen die frommen Beter nicht auf ihrem heiligsten Boden, sondern auf diesem bevorzugten Umschlagplatz der Drogenhändler und Taxikutscher den Herrgott um seinen Beistand gegen alle Ungläubigen anrufen. Seine lauten Klagen gehen durch Mark und Bein.

Allah wird diesen Skandal nicht mehr lange zulassen! Hoch zu Ross überwachen vier Polizisten nervös das Treiben, verstärkt von einer lässigen Hundertschaft, die die Menge ebenfalls scharf im Auge behält.

Die Menge ist ein schwer atmendes, schwer berechenbares Ungeheuer. Jugendliche strömen von allen Seiten dazu, denen nach Beten wohl am wenigsten der Sinn steht. Gerüchte von anderen Toren springen von Mund zu Mund und Ohr zu Ohr. Hundert Meter weiter fängt Minuten später ein neues Bewegungszentrum mitten auf der Suleiman-Straße wie ein Strudel in der Menge zu kreisen an. Schon vor Wochen wurde die Straße auf zwei Spuren mit starken Gittern eingezäunt, um das hier immer gegenwärtige Chaos leichter wieder in die Bahnen zivilen Verkehrs umlenken zu können. Als der Strudel sich immer schneller dreht, in nervtreibendem Geschrei, und in der Mitte ein kleiner alter Mann im Burnus unter vielen Fernsehkameras einem Polizisten an den Kragen geht, treiben seine Kameraden ihre schweren Rosse in den Auflauf, als wäre es ein Ameisenhaufen, den man vorsichtig mit einem Fuß zerstreut.

Wie in einem Fluss zieht der Strudel durch das Gitter, nun auf den Bürgersteig, mit rhythmischem Händeklatschen, schrill trällernden Frauen und skandierten Reimen, aus denen den Polizisten Satzfetzen wie Flammen entgegenschlagen: „Wenn die Juden nicht heute verschwinden und uns beten lassen, werden sie morgen verschwinden. Wenn nicht morgen, dann übermorgen, wenn nicht übermorgen, dann nächste Woche. Unser Blut wird sie von dem Pflaster spülen."

An der Klagemauer ist es zur gleichen Zeit fast menschenleer, am Vortag des Sukkotfestes. Vergeblich warten einige Schaulustige aus der Ferne auf Steine, die heute einfach nicht über der Klagemauer kommen wollen.

Die Nachrichten berichten über kein einziges Opfer bis zur Stunde, nur am Herodestor soll es zwei Verletzte geben. Auf dem Tempelberg haben sich kaum 1000 Senioren einfinden können. Die Freitagspredigt ihres Vorbeters im Radio hört eher auf, als sie begonnen hat: „Nichts wird uns davon abhalten, zusammenzuhalten." Das war es fast schon. „Jetzt sieht man, wie richtig es war, dass Barak Raketen nach Ramallah schickte", sagt eine Besucherin aus New York. „Es musste endlich ein Punkt gemacht werden." Doch es war wohl eher ein Doppelpunkt: Das richtige Drama fängt erst noch an.

Wider die Blutrache

19. Oktober 2000

Wer vor dem harten Wort der Bibel vom „Auge um Auge und Zahn um Zahn" erschrickt, übersieht den ungeheuren Fortschritt der Rechtsgeschichte, der sich in diesem Satz aus der

Bronzezeit ausdrückt. Ein ausgestochenes Auge und ein ausgeschlagener Zahn sollten mit der Erklärung dieses neuen Rechtsgrundsatzes im Raum des heutigen Israel und Palästina keine Spirale der Gewalt mehr in Bewegung setzen können, an deren Ende womöglich zwei ganze Dörfer von der Blutrache hinweggerafft waren. Alle Untaten sollten fortan nur noch nach einem strengen und strikt begrenzten Katalog geahndet werden dürfen. Ein Auge für ein Auge, ein Zahn für einen Zahn – und kein Auge und keinen Zahn mehr! Gegen die persönliche Willkür auch der zu Unrecht verletzten Opfer sollte damit die Herrschaft des Rechts aufgerichtet werden.

Die Rechtsgeschichte ist bei diesem Schritt nicht stehen geblieben. Doch es gibt Gegenden Europas – etwa auf dem Balkan oder in Sizilien und Sardinien –, wo dieser Grundsatz bis heute noch nicht völlig durchgesetzt werden konnte. „Warum haben wir sie am Leben gelassen?“, fragen sich deshalb nun auch nicht wenige Israelis seit der Nachricht, nach der inzwischen einige der Lynchmörder von Ramallah von ihren Sicherheitsdiensten verhaftet worden seien – unter ihnen der ekstatische junge Mann, dessen blutigen Hände die ganze Welt auch eine Woche später immer noch schockieren. Warum wurden sie nicht an Ort und Stelle getötet? Denn eine Entführung der Verdächtigen aus dem Herzen eines aufgepeitscht feindlichen Umfeldes, um sie vor ein ordentliches Gericht zu stellen, ist doch ungleich gefährlicher, als sie heimlich mit schallgedämpften Waffen meucheln zu lassen.

Die Antwort ist klar. Mit dieser Operation sollte der fanatische Meuchelmord eben nicht mit Killermethoden beantwortet werden (wie es vorher leider schon oft geschehen ist). Es ist der kluge und kühne Versuch eines Ausstiegs aus der Spirale der Gewalt, selbst nach einer gerechten Empörung. Israel ist gut beraten, an den neuen Schritten dieser mutigen Politik unbedingt festzuhalten: mit den Mitteln des Rechtsstaates einen Damm gegen die Flut der Willkür zu errichten.

Aron und Hassan – Stimmen einer Feindschaft

29. Oktober 2000

Für Ortsfremde ist der Weg von Jerusalem nach Ramallah gar nicht leicht zu finden. Es gibt hier fast keine Straßenschilder in den acht Kilometer entfernten arabischen Nachbarort. Und von Ramallah führt schließlich überhaupt kein direkter Weg in das noch viel nähere Psagot. Das ist die israelische Siedlung unmittelbar oberhalb der arabischen Stadt, in die man nur über einen weiten Umweg durch die judaäische Wüste gelangt. In Psagot ist auch eine Einheit jener Armee stationiert, deren Soldaten in den letzten Wochen fast täglich von den großen Fernsehsendern gefilmt wurden, wie sie im Schutz ihrer Jeeps gegen Steine werfende Palästinenser kämpfen. In diesen beiden Orten haben wir jene Stimmen zweier Gleichaltriger von beiden Seiten der Kampflinien aufgenommen, die wir hier unten abdrucken.

Die beiden wurden nicht nach soziologisch ausgetüftelten Kriterien, sondern zufällig ausgesucht. Sie sind nicht repräsentativ und dennoch typisch für die wohl politisierteste Generation der Welt, die sich in diesem hoffnungslosen Konflikt unerbittlich gegenübersteht. Es ließen sich leicht 1000 ähnlicher Stimmen aufzeichnen, die uns eine Ahnung davon geben, dass der sogenannte Friedensprozess vor allem die Angelegenheit weniger Politiker war, die zwei tief fremde Nationen vertreten, deren gegenseitige Feindschaft in den letzten 100 Jahren nicht abgenommen hat, sondern noch gewachsen ist. So führen uns die beiden auch an jenen Abgrund, der uns jetzt langsam mit dem schrecklichen Gedanken vertraut macht, dass wir die Friedensphasen dieser Region in den letzten 55 Jahren nicht als Regel missverstehen, sondern als glückliche Ausnahmen preisen dürfen. Am letzten Wochenende gab es wieder fünf Tote bei den Palästinensern und fünf Verletzte bei den Israelis. So geht es in den zweiten Monat der neuen Intifada weiter. Durch Tränengaswolken und eine Mauer des Hasses und der Verachtung getrennt, werden sich dabei auch Aron und Hassan in Ramallah wieder mit Steinschleudern und Gewehren gegenüberstehen.

Aaron: „Ich will nicht sagen, dass sie Hunde sind"

Psagot – Ich heiße Aaron und bin jetzt bald 21 Jahre alt. Geboren wurde ich in St. Petersburg. Von dort kam ich mit den Eltern, einem Bruder, der Großmutter und dem Großvater ein halbes Jahr, bevor die Sowjetunion zusammenbrach, nach Israel. Großvater hat in Russland noch am jüdischen Leben teilgenommen, der Rest der Familie hatte aber auch da schon ein normales Leben wie alle anderen geführt, ähnlich wie hier. An Jom Kippur gehen wir alle zur Synagoge, sonst nicht. Warum wir wirklich gekommen sind, weiß ich nicht mehr. Meine Eltern dachten wohl, es wäre besser für mich und meinen jüngeren Bruder. Den Hauptgrund kenne ich nicht mehr wirklich. Jetzt leben wir hier mitten im Land und an Russland habe ich keine großen Erinnerungen mehr. Nur den Schnee liebe ich immer noch und hasse den Regen, wie er jetzt wieder hier angefangen hat.

Meine meisten Freunde sind ebenfalls russisch. Arabische Freunde habe ich überhaupt nicht. Jetzt habe ich noch neun Monate Dienst vor mir und hoffe, dass ich die Armee unverletzt verlassen kann. Die Kämpfe, in die wir jetzt hineingeraten sind, waren die ersten meines Lebens. Andere Kameraden aus der Einheit hatten so etwas schon erlebt, ich noch nicht. Das war vor vier Wochen, als alles anfing, hier in Ramallah. Da gerieten wir plötzlich in einen Steinhagel, bei dem auch Molotowcocktails geworfen wurden. Und dann plötzlich, erinnere ich mich, es war etwa um 4 Uhr nachmittags, hörten wir Schüsse. Da liefen plötzlich all die Leute, die Steine geworfen hatten, weg und die Schlacht begann. Wir schossen zurück.

Ich kann nicht sagen, dass ich Angst bekam, weil wir ziemlich gut darauf vorbereitet waren, aber ich war doch schockiert. Das ist wohl immer so, wenn man das erste Mal schießen muss. Der erste Kampf dauerte etwa 4 Stunden. Und so geht das nun schon seit 4 Wochen; ich war immer dabei, bis auf drei Tage, die ich zuhause verbrachte und wo meine Mutter mich verrückt machte mit ihren Sorgen. Wir hatten fast keine Verletzten, doch auf der anderen Seite sah ich viele. Ich denke, dass sie keine Chance gegen uns haben. Das müssen sie einfach verstehen.

Natürlich habe auch ich geschossen und einige getroffen. Von einem weiß ich, dass er tot ist. Fünf habe ich verletzt. Kinder waren keine dabei. Doch auch an den Abenden, als ich einige von ihnen getroffen hatte, habe ich keine Gewissensbisse empfunden. Es gibt da kein besonderes Gefühl. Jeder, der auf mich und meine Freunde schießt, verdient es einfach, niedergeschossen zu werden, egal, ob er ein Palästinenser oder sonst jemand ist. Es ist wie in unserer Einheit insgesamt. Wir regen uns nicht mehr darüber auf. Es ist jetzt alltäglich geworden, normaler Dienst. Es ist nichts, worüber sich ein normaler Mann freuen kann. Aber so ist es. Wenn es zum Krieg kommt, und wir sind kurz davor, dann wird es immer Situationen geben, dass sie sagen, dass wir ihre Kinder getötet haben oder ihre Mütter – aber wenn du es dir von Nahem ansiehst, dann siehst du viele Kinder und Frauen, die ihnen Steine bringen. Oder Krankenwagen, die Steine und Molotowcocktails bringen.

Jetzt sagen sie, dass sie Jerusalem und was weiß ich nicht noch alles zurückhaben wollen. Aber wenn wir ihnen geben würden, was sie wollen, dann würde es danach ja nicht zu einem Ende kommen. Sie wollen, dass wir hier verschwinden. Sie wollen, dass ganz Israel ihnen gehört und dass wir hier verschwinden. Das fängt ganz klein an. Nur unsere Siedlungen hindern sie deshalb daran, dass sie bekommen und tun, was sie gern hätten. Denn wer will schon gern mit solchen Nachbarn zusammenwohnen, die auf alles schießen, was ihnen nicht gefällt. Heute reden sie noch mit dir und am nächsten Tag drehen sie dir den Rücken zu und schießen auf dich. Genau das passiert hier schon seit vielen Jahren. Es gibt deshalb auch viele in diesem Land, die mit all den Friedensgesprächen überhaupt nicht übereinstimmen. Das sind nicht wenige, das sind viele.

Und ich selbst habe in den letzten zehn Jahren Folgendes von den Arabern gelernt: Sie verstehen nur Gewalt. Ich will nicht sagen, dass sie Hunde sind. Aber sie reagieren so auf Gewalt. Wenn du einen Hund schlägst, ist er ruhig. Wenn er sieht, dass du schwächer bist und vor ihm wegläufst, dann kommt er hinter dir her und beißt dich. All die Jahre haben wir ihnen immer mehr angeboten und was ist daraus geworden? Sie haben all unsere Angebote nur als Schwäche verstanden. Deshalb wollen sie jetzt nicht aufhören, bis wir verschwunden sind. Darum gibt es jetzt täglich Kämpfe. Sie müssen aber akzeptieren, dass sie uns hier nicht wegkriegen. Die Kämpfe ändern sich von Tag zu Tag. Jetzt ist es etwas ruhiger wegen dem Regen. Aber auch wenn es jetzt ruhiger ist, wird es heute Nacht wieder anfangen.

Hassan: „Sie werden mich einen Märtyrer nennen"

Ramallah – Ich heiße Hassan, bin 21 Jahre alt und in Jerusalem geboren. Unsere Familie lebt schon seit Jahrhunderten in der Altstadt. In meiner Familie ist keiner religiös, nur ich bin ein gläubiger Moslem geworden. Mein Vater ist Mitte 50 und hat versucht, durch Mitarbeit in verschiedenen Hilfsorganisationen die Lage zu verbessern. Am Anfang habe auch ich mit meinem Vater an den Frieden geglaubt. Aber von Vereinbarung zu Vereinbarung ist immer weniger geschehen. Es gab nur immer mehr Siedlungen. Wir haben kein Vertrauen mehr, wie sollen wir es haben? Und jetzt kann ich nicht mehr vergessen, was geschehen ist. Freunde von mir kennen zwar noch ein paar Juden, die über Frieden reden, aber wenn es ernst wird, sind sie alle gleich. Ich mache keinen Unterschied mehr zwischen ihnen – und ich hasse sie alle.

Weil ich Steine und Feuer gegen einen Siedler geworfen habe, war ich schon ein Jahr im Gefängnis und werde seitdem immer wieder verhaftet, mal für Stunden, mal für Tage.

Vor ein paar Tagen fragte mich ein Soldat am Jaffa-Tor nach meinem Personalausweis, nahm ihn mir ab und befahl, mich mit gespreizten Händen an die Wand zu stellen. Das habe ich verweigert. Danach ging es wieder zur Polizeistation. Das sind meine persönliche Beziehungen zu den Israelis. Jüdische Freunde kenne ich nicht, ich spreche auch kein Hebräisch.

In den letzten Wochen war ich vor allem an den Zusammenstößen in Ramallah beteiligt. Trotz der Checkpoints gibt es viele schmale Nebenwege, auf denen man ungehindert dahin kommen kann, wenn es nötig ist. Wir sind ja hier zuhause. Zuerst gibt es da meistens eine Demonstration. Und dann fliegt eine erste Tränengasbombe von den Israelis zu uns hinüber, danach fliegen Steine zurück. Ich werfe Steine und Molotowcocktails wie alle Jugendliche, die dorthin gehen, und versuche immer, die Kinder aus dem Kampf herauszuscheuchen. Aber es ist nicht einfach, sie zu kontrollieren. Trotzdem schicke ich sie immer zurück, damit sie nicht verletzt werden. Für mich selbst habe ich nie Angst, auch wenn es jeden Tag Tote und Verletzte gibt.

Ich habe darum keine Angst, getötet oder verletzt zu werden, weil ich für die Freiheit meines Landes kämpfe. Was anderen geschehen ist, soll deshalb auch ruhig mit mir geschehen. Keine Angst, Zorn ist mein innerstes Gefühl, wenn ich ihren Gewehren mit meinem Stein in der Hand gegenüberstehe. Alles, was ich gegen sie tun kann, um sie zu bekämpfen, will ich tun. Mit dem Stein in der Hand zeige ich ihnen, dass ich sie unter allen Umständen bekämpfe. Und wenn ich bessere Bedingungen habe, erst recht. Tief innen drin schämen sie sich nämlich, dass sie sich gegen uns mit Gewehren und Panzern und Kampfhubschraubern verteidigen müssen. Ich bin überzeugt, tief innen drin fühlen sie sich schwach, wenn sie sogar auf die Krankenwagen schießen.

In Ramallah wurde ich zweimal am Bein verletzt, trotzdem gehe ich immer wieder hin. Jetzt kämpfe ich mit Steinen und Molotowcocktails, doch ich werde sofort zum Gewehr greifen, wenn mir eins angeboten wird. Und wenn sich eine Möglichkeit ergibt, meine Feinde zu töten, werde ich sie sofort ergreifen. Bisher habe ich noch keinen tödlich getroffen, nur einen habe ich verletzt – mit einem Stein an die Schläfe. Bisher habe ich nur selbst Freunde im Feuer der Israelis verloren: schon vor zehn Jahren zwei Spielkameraden vor der Al-Aksa-Moschee und jetzt wieder einen Freund auf dem Ölberg. Auch darum kann unser Kampf nicht verloren gehen: Wir haben zu viele Tote. Es kann nicht verloren sein, weil wir für Gerechtigkeit und Freiheit kämpfen und weil wir im Recht sind. Und wenn es noch einmal zwanzig Jahre dauern sollte, wo ich nur Steine habe, am Ende werden wir gewinnen. Ich werde bis zum Schluss für die Freiheit eines unabhängigen palästinensischen Staates kämpfen, von hier bis zum Mittelmeer. Denn das ist alles Palästina, alles andere ist Bluff. Man muss doch nur sehen, was jetzt mit den Arabern in Akko und Haifa geschehen ist, die die letzten 50 Jahre unter den Israelis gelebt haben. Danach gibt es keinen Weg zurück zu der Situation, wie sie vorher war. Denn Israel kann ja nicht mehr gegen uns tun, als sie jetzt tun. Sie können nicht mehr als Helikopter und Tanks und Raketen gegen uns einsetzen, wie es jetzt schon geschieht. Was können sie mehr tun, als uns zu töten?

Selbst wenn Arafat mir befehlen würde, aufzuhören, würde ich deshalb nicht mehr auf ihn hören. Ich werde nicht gehorchen. Ich kann einfach nicht mehr all die Toten vergessen. Denn es ist ja nicht nur ein Unabhängigkeitskrieg, sondern auch ein heiliger Krieg: ein Dschihad. Es ist beides. Ich kämpfe für die Freiheit, doch wenn ich getötet werde, werden sie mich einen Märtyrer nennen. Das glaube ich, eines Tages werde ich ein Märtyrer sein.

Allerseelen

2. November 2000

Jerusalem – Klar und heiter wie ein Frühlingstag spannt sich der Herbstmorgen über der Stadt. Nach dem Regen haben viele Blumen neu zu blühen begonnen. Vögel zwitschern im Gebüsch wie seit dem April nicht mehr. Kein einziges Wölkchen segelt in der Früh durch den Himmel. Alles in allem ein schlechtes Zeichen.

Gut wäre es für den Frieden, wenn es heute wieder aus Eimern gießen und der Wind eiskalt durch die Gassen pfeifen würde. Doch jetzt ist es leider noch einmal zu warm geworden, um ruhig zu Hause zu bleiben. Die Straße ruft – leider auch wieder zurück zu den Steinen dieser Steinzeit und zu den verschiedenen anderen Waffen.

Ein gutes Zeichen für den Frieden sind dafür die leeren Hotels am oberen Ende der Friedensstraße und im Westen der Stadt. Die Lage ist katastrophal für den Tourismus. Muhammed erzählte heute Morgen, dass selbst das King David Hotel in den letzten Tagen 200 Palästinenser hätte entlassen müssen. Viele andere Hotels haben schon ganz geschlossen, in Jerusalem wie in Bethlehem. Viele Souvenirläden am Jaffator haben schon seit Tagen ihre grauen Eisenläden nicht mehr geöffnet.

Auch die Börsen von New York, Tokio und Frankfurt reagieren immer noch nachhaltig verstört auf die täglichen Toten und Verletzten im Heiligen Land, sensibler und kräftiger als mancher Leitartikel. Sehr gut!

Der wirtschaftliche Druck, unter den Israel und Palästina jetzt schon durch ihren Unfrieden geraten sind, ist im Moment vielleicht das größte Hoffnungszeichen, dass auf beiden Seiten vielleicht doch noch die vielen geborenen Händler und Pragmatiker die Oberhand über die vielen Verzweifelten und Ideologen und Fanatiker in diesem Konflikt gewinnen. Vielleicht geht ja von den zivilen Zusammenbrüchen jener letzte Druck aus, der das Land doch noch auf die Straße des Friedens zurückführen könnte. Denn wie lange sollen die Menschen diese Unruhen verkraften können, deren vitalstes gemeinsames Wesensmerkmal vielleicht nur noch der Basar ist? Wo sich die Städte Italiens oder Spaniens nach innen in Piazze und Plazas hinein öffnen, erobert hier immer und überall der Markt jeden freien Flecken. So schnell kann Blut kaum trocknen, wie auch nach Attentaten in der Altstadt im Osten oder auf dem Mahane-Yehuda-Markt im Westen wieder Ströme von Käufern und Verkäufern die Gassen und Straßen erobern, selbst an den „Tagen des Zornes".

Vorgestern versperrte uns ein Auto den Weg zum Skopusberg, mit zwei bewaffneten palästinensischen Jugendlichen, kurz danach blockierte eine Polizeisperre die Einfahrt in die Salah-Din-Straße. Warum? Keine Antwort. Keine Ahnung. Ein Kamerateam hastete durch den Verkehr vorbei und dann noch eins und noch eins, hinein in das Geschäftszentrum Ostjerusalems. Fünf Minuten später zeigten die Nachrichten, dass dort gerade ein israelischer Wachmann niedergeschossen worden war – nach Art der Sikarier, der Altjerusalemer Meuchelmörder, die zu ihrer Zeit die Römer im Gedränge der Stadt mit ihren versteckten Dolchen von hinten erstachen. Das ist schließlich das dritte Hoffnungszeichen, nicht der Tote, aber die vielen Kameras, die ihre Leiden für das globale Netz ins Bild zu bannen versuchen, ob in Gaza, Ramallah oder Jerusalem. An den Freitagen des letzten Monats waren fast so viele Journalisten wie Polizisten an den verschiedenen Krisenherden versammelt. Wo immer Mikrofonangeln und Kameras aus der Menge emporragen, ist ein Brennpunkt. Die Welt schaut mit überwältigender Medienpräsenz auf diesen Kampf, verglichen etwa mit anderen Krisenherden im Kosovo, in Tschetschenien oder Afghanistan. Das ist ein Glück für Israel und Palästina.

Denn wie lange lässt sich ein Krieg gegen CNN und BBC führen? Die Welt schaut auf Jerusalem wie auf keinen anderen Ort der Erde. 160 Tote und leider auch eine fürchterliche Zahl von Verletzten haben die Gewalttätigkeiten der letzten Wochen gekostet, etwa so viel wie ein Fährunglück in Asien oder eine Nacht der langen Messer in Afrika, doch die Toten des Heiligen Landes lassen die ganze Welt nicht ruhig schlafen. Es ist das paradoxe Glück dieses geprüften Landes und ein berechtigter Hoffnungsschimmer, dass hier auch in noch größerer Not ein Krieg einfach nicht mehr nach Art der Mongolen geführt werden kann. Es geht einfach nicht mehr.

So vergehen hier aber auch alle Tage und Nächte mit rasenden Halbwertzeiten aller Nachrichten, von morgens bis abends zwischen Hoffen und Bangen. Wenn mittags in die Heimatredaktionen Entwarnung gegeben wird, kann abends schon wieder die größte Krise der letzten Wochen angebrochen sein. Jetzt sind die deutschen Fahnen wieder abgehängt, die an den letzten Tagen neben den Fahnen mit dem Davidstern auf der König-David-Straße flatterten. Bundeskanzler Schröders Besuch war ein voller Erfolg – doch wohl am meisten für ihn selbst. Hier wurde der wichtige Staatsgast in der Ha'aretz gestern noch mit einem kleinen Nachrichtenstück auf der zweiten Seite gewürdigt, heute schon wieder mit keinem Wort mehr. Gestern Abend verdrängten ihn stattdessen schon wieder neun Tote aus den Schlagzeilen, sechs von ihnen Palästinenser. Gestern früh haben wir bei unseren Marktfrauen in Beit Jala noch frisches Olivenöl gekauft, die Stadt war fast leer, gestern Abend sahen wir im Fernsehen, wie links und rechts von ihnen Raketen in das arabisch-christliche Städtchen einschlugen. An einem Abend vor gut fünf Wochen, gerade bevor Ariel Scharon in Jerusalem seinen legendären Spaziergang auf den Tempelberg unternahm, waren sich die Unterhändler beider Seiten in einem Hotel in Washington so nahe gekommen wie in der ganzen Geschichte des 100-jährigen Konfliktes noch nicht. Alle Beteiligten waren überzeugt, dass der nächste Tag den Durchbruch bringen würde, alle sahen schon die Tür zum Frieden offen. „But Sharon is an honorable man!"

Weniger ehrenwerte Männer als Scharon haben freilich noch ganz andere Möglichkeiten, fatal in das Geschehen einzugreifen. Ein Koffer voll Dynamit zwischen ein paar Gemüsekisten, ein brennender Bus vor einer Siedlung, ein neuer Dr. Goldstein in einem Flüchtlingscamp kann die Arbeit von drei Generationen von Diplomaten in Sekunden zu Asche verbrennen. Nach einem nächtlichen Treffen zwischen Shimon Peres und Jassir Arafat haben heute Morgen Palästinenser und Israelis versucht, ihre Gewalt und Gewalttäter auf beiden Seiten zurückzuhalten und zu -drängen. Jetzt wartet ganz Jerusalem gerade wieder mit angehaltenem Atem, dass Ehud Barak und Jassir Arafat in wenigen Minuten zeitgleich in zwei offiziellen Erklärungen das Ende der Gewalt im Fernsehen verkünden. Zweimal ist die Erklärung schon verschoben worden; es werde – so heißt es in den Nachrichten – noch an den Formulierungen gefeilt. Ein dumpfer Knall hallt plötzlich über den Mauern, wohl ein Flugzeug in der Schallgrenze: Vor dem Fenster fliegen die Spatzen mit einem Mal aus dem Gebüsch empor. Polizei- und Ambulanzsirenen heulen die Prophetenstraße in den Westen hoch, wie so oft in diesen Tagen. Doch jetzt steigt draußen vor der Tür eine Rauchfahne in den Himmel, gerade über der Schule unserer Tochter. „Wir können nicht raus“, sagt sie auf dem Handy, „wir werden hier von der Schulleitung festgehalten, in der Straße hinter uns ist gerade eine Autobombe hochgegangen ...“ Dann bricht das Telefonnetz zusammen, als würden alle Bewohner Jerusalems plötzlich gleichzeitig telefonieren oder angerufen werden. Mit dem Auto ist kein Durchkommen mehr zum Mahane-Markt, wie vor zwei Jahren schon. Der Verkehr steht. Ein Hubschrauber jagt dicht über uns nach vorne vor. Von allen Seiten wimmern die Sirenen. Auch zu Fuß ist kein Durchkommen mehr. Die Polizei lässt niemanden mehr durch. „Nur zwei Tote“ habe die Explosion gekostet, will einer am Radio erfahren haben. Glück gehabt! Das traurige Glück der Heiligen Stadt. Leise springen die Ampeln weiter von rot auf gelb und grün. Allerseelen in Jerusalem.

Herbst in Jerusalem

12. November 2000

In der letzten Nacht ist das rot gewordene Laub der Weinranken über den Mauern Jerusalems abgefallen. Laub rieselt in jeder leisen Brise zu Boden, dazwischen erblühen Rosenstöcke neu. Zion ist golden geworden. Nur die Palmen und Pinien behalten vor dieser Majestät noch ihre stolzen Kronen auf. Doch hinter ihnen strecken nun immer mehr Bäume ihre kahlen nackten Äste dem blauen Himmel entgegen, wie in einer beliebigen Kleinstadt im Elsass im Oktober. Darüber ist die Heilige Stadt noch durchsichtiger geworden. Jetzt glänzt Jerusalem wie nie zuvor in diesem schweren Jahr, unwirklich schön. Jeder Stein scheint in ihr nach Frieden zu rufen und jede Mauerritze – und noch viel mehr die Menschen, vor allem die Kinder.

Jede Berichterstattung aus dem Krieg im Heiligen Land unterschlägt deshalb auch regelmäßig die Hälfte, die nicht immer wieder die atemberaubende Schönheit dieses Landes ins Gedächtnis ruft, und besonders Jerusalems, ihrer Hauptstadt, besonders vielleicht in diesem Herbst. Die Stadt sei das „Venedig Gottes", hat der kürzlich gestorbene Dichter Jehuda Amichai in einem seiner vielen Gedichte an die Stadt einmal notiert. Doch das war natürlich poetischer Unsinn. Denn nur Venedig selbst ist das Venedig Gottes. Jerusalem aber ist das Jerusalem Gottes: Es ist die schönste aller Städte und Stätten der Menschen. Die umstrittene Stadt in den Bergen Judäas ist die Krone all unserer Metropolen. Anders als vor diesem Hintergrund ist der Kampf um Jerusalem gar nicht zu verstehen. Wie schön wäre es doch, wenn wahrhaft in ihren Mauern Friede wäre!

Stattdessen ist nun Leah Rabin gestorben, die Witwe Jitzchaks, die in ihrem unermüdlichen Kampf für den Frieden Simon Peres noch letzte Woche zu einem versöhnlichen mitternächtlichen Gespräch mit Arafat bewegen konnte. Zwei israelische Soldaten wurden außerdem an diesem Wochenende erschossen und zwölf Palästinenser. Bedrückender als die schieren Zahlen wirken indes die Fernsehbilder, in denen ein ferngesteuerter Roboter in Gaza mit einem Greifarm den Toten am Kragen aus dem Auto zerrte, in dem ihn die tödliche Kugel ereilt hatte. Es war natürlich nicht die Angst vor den Toten, sondern vor weiteren Kugeln, die den Kommandeur der Aktion zu dieser makabren Bergung bewogen hatte. Gleichwohl geriet das Bild zu einer Ikone der Angst, die das Land in seinem glänzenden Licht von unten her beherrscht.

Es ist die Angst der Lebenden, dass sie in ihrem Kampf vielleicht nicht bestehen können gegen all jene, die für ein Jerusalem in Frieden, Freiheit, Würde und Gerechtigkeit schon gefallen sind – angefangen von den Propheten der Bibel bis hin zu Jitzchak und Leah Rabin oder den letzten 14 Toten dieses Wochenendes: in einer kosmischen Demokratie des Heiligen Landes, in der die Toten schon lange die überwältigende Mehrheit haben.

Krieg im Schatten

16. November 2000

„Nein, Angst hab' ich hier nie", sagte heute Morgen ein Bewohner Gilos im Süden Jerusalems, „die paar Schüsse aus Beit Dschallah in der Nacht sind doch nur wie Moskitostiche. Man klatscht mit der Hand drauf, dann ist wieder Ruhe." Natürlich hat er auch schon von dem deutschen Arzt im Radio gehört, der heute Nacht dabei leider umgekommmen ist: ein gewisser Dr. Harald Fischer, der da drüben in einer Poliklinik gearbeitet hat. „Sehen Sie das rußgeschwärzte Haus da hinten, da hat es ihn in dem obersten Stock erwischt, nachdem ein paar Terroristen von dort wieder das Feuer eröffnet hatten."

„Kein Schuss ist hier heute Nacht abgefeuert worden", sagt der Taxifahrer Khaled in Beit Dschallah, „aber bis morgens um 4 habe ich kein Auge zutun können, weil die Kinder in dem Krach nicht einschlafen konnten und immer wieder zu weinen anfingen. Die Israelis haben auf jedes Licht geschossen. Sie knallten auf alles, was sich bewegt. Bis zum Morgen war darum alles dunkel, die ganze Nacht haben die Angriffe gedauert." Und natürlich hat er Dr. Fischer gekannt. Jeder habe ihn hier gekannt und er hat ihn oft gefahren. „Er war ja schon 25 Jahre hier, mit einer Palästinenserin verheiratet und hat jedem geholfen, der ihn darum bat." Auch Herr Goller, der Direktor der lutheranischen Talita-Kumi-Schule hat die letzte Nacht wegen der Raketenangriffe kaum ein Auge zubekommen. Um 2 bekam er dann einen Anruf, in dem ihm mitgeteilt wurde, dass ein Vater von 3 Kindern seiner Schule erschossen worden sei.

Jetzt ist die Stadt voll mit deutschen und palästinensischen Fahnen: schwarz-rot-gold, rot-weiß-grün-schwarz. An jeder Straßenecke stehen Menschen still in der linden Luft und schauen den wenigen Fahrzeugen nach, die sich hier noch bewegen können. Eine Stadt im Schock. Von den lutherischen, orthodoxen und katholischen Kirchen läuten die Totenglocken. Die Pfadfinder trommeln. Beit Dschallah wartet auf den Leichenzug des Deutschen, dessen zerschossener Kopf gerade noch von Nachbarn in ein palästinensisches Tuch gewickelt wird.

„Riechen Sie das?", fragt ein Herr Abu Dayyeh in der Al Amaja-Straße in tadellosem Deutsch, „riechen Sie das Blut?" Tatsächlich, in der freien Luft riecht es süßlich wie in einer Metzgerei. Drei fotokopierte Blätter mit dem Foto des Arztes liegen vor einem Olivenhain an der Stelle, an der er erschossen wurde, daneben einige Blumen, mit der fassungslosen Nachbarschaft, die zwischen dem Haus des Arztes und dem Haus, in das er nachts gelaufen war, hin und her geht. Die Mauer gegenüber ist übersät mit Blutspritzern, Gewebeteilchen und Einschusslöchern. Ein Mann hält ein 5mm-Geschoss in der Hand, das noch in der Wand steckte, stark genug, um einen Elefanten zu erlegen.

Darüber sitzt im ersten Stock die Witwe mit leer geweinten Augen in der Wohnung unter all den Nachbarinnen, die sie zu trösten versuchen. „Ich habe schon zu viel erzählt", sagt sie und scheint doch noch gar nicht begriffen zu haben, was eigentlich geschehen ist, und auch nicht ihre Kinder Daniel (17), Raphaelle (15) und Arsanja (10), die letzte Nacht ihren Vater verloren haben. „Zuerst schlugen oben in unser Schlafzimmer zwei Geschosse ein", sagt der Sohn, der deutsch so gut wie arabisch spricht. „Da hat mein Vater uns alle in den Keller gebracht, damit wir unter der Treppe Schutz suchen sollten. Dann hörte er Hilferufe aus dem Nachbarhaus, ging hoch und lief hinüber, weil hier doch keine Ambulanz fahren durfte." Er war 68 und schon Pensionär, aber half immer noch ärztlich aus, nachdem er sich zuvor um die Behinderten des Städtchens gekümmert hatte. „Draußen gingen die Schüsse weiter. Wir dachten, er ist beim Nachbarn. Er hat etwa zwei Stunden da oben gelegen, nachdem die Israelis ihn aus vier Kampfhubschraubern angegriffen hatten. Sie schießen auf jeden Schatten."

In Berlin ist inzwischen von einer „Messianischen Gemeinschaft" ein Fax aus Herzliya eingetroffen, in dem die Redaktion darüber aufgeklärt wird, dass Herr Fischer gar kein Doktor, sondern ein Hochstapler gewesen sei. Darüber müsse die Welt aufgeklärt werden! „Was, er soll kein Doktor gewesen sein!?", sagt Khaled im Taxi, in dem er uns zurück zu der Felsbarriere fährt, mit der seit vorgestern die Straße nach Jerusalem verriegelt ist. „Was soll ich dazu sagen? Mir und vielen hat er oft geholfen. Er war unser Arzt. Seine Hände waren wunderbar und er war immer da. Und eins ist ganz sicher. Heute Nacht ist er ein Palästinenser geworden!"

Die Kinder der Al-Aqsa-Intifada

5. Dezember 2000

Um den Fuß des Zionsbergs windet sich wie eine Schlange das zerklüftete Hinnom-Tal, dem sich der orientalische Name der Hölle verdankt. Das ist die Gehenna. In seiner urzeitlichen Signatur hält der Begriff bis heute fest, dass es in dieser Schlucht war, wo die Stadtbewohner Jerusalems in der Bronze- und frühen Eisenzeit nicht von jenen Kindsopfern lassen wollten, die sie dem Götzen Moloch opferten, um sich der Huld des Himmels zu vergewissern. Der Klagen der Propheten über diese Scheußlichkeit sind Legion.

Denn nur knapp 500 Meter nordöstlich vom Zionsberg erhebt sich ja der Berg Morija. Das ist der Berg Abrahams und Isaaks, auf dem nach jüdischer Überlieferung Gott selbst dem Stammvater Israels und Ismaels das Messer aus der Hand genommen hat, mit dem Abraham Isaak, den erstgeborenen Sohn seiner Frau Sarah, dem Höchsten darbringen wollte.

Der entsprechende Abschnitt am Anfang der Bibel beschreibt in nur fünf Zeilen diesen gewaltigen Weg von den Naturreligionen, wo die Erstgeborenen den Göttern gehörten, zu jener Offenbarung, nach der Gott keine Opfer mehr will. Er ekele sich vor ihnen, ließ er die Menschen durch die jüdischen Seher und Propheten wissen. Es war ein Quantensprung der Menschheitsgeschichte. Mit Isaak hatte Gott selbst erstmals einen Menschen aus der Kette der Menschenopfer herausgenommen. Keine Menschenopfer mehr, hat er uns dort wissen lassen! Als Erinnerung hörte deshalb später auf diesem Berg in heiligem Ersatz das Blut der Tieropfer für Jahrhunderte nicht mehr auf zu strömen, seit König Salomo im Jahr 966 vor Christus dort den ersten Tempel der Juden hatte errichten lassen. – Denn der Berg Morija ist ja kein anderer als der jüdische Tempelberg, auf dem sich nun schon seit über 1400 Jahren der muslimische Felsendom und die Al-Aksa-Moschee erheben, die jener neuen Intifada ihren Namen gegeben hat, die in den letzten beiden Monaten wieder so vielen Kindern das Leben gekostet hat. Rings um die Berge ist das Land übersät mit Steinen.

Wer aber vom Tempelberg mit dem Auto hinunter in die palästinensischen Stadtviertel Jerusalems nach Silwan oder Wadi al-Jos oder hinauf auf den Ölberg nach E-Tur oder Ras el-Almud fährt, sollte dort sehr, sehr vorsichtig sein, und zwar nicht dieser vielen Steine, sondern vor allem der unzähligen Kinder wegen, die hinter jedem Haus plötzlich im Spiel auf die Straße gesprungen kommen können. Diesen Kinderreichtum muss sich aber auch jeder Beobachter unbedingt vor Augen halten, der von Europa nach Jerusalem schaut. Denn aus der Perspektive der 1,5 oder 2,5 Kinder pro Familie kann man sich inzwischen in Berlin, London und Paris kaum noch vorstellen, wie jung Palästina ist, besonders in Gaza und dem Westjordanland. Über die Hälfte der Bevölkerung ist hier unter 17 Jahre alt. An jeder Straßenecke trifft der Besucher in Bethlehem, Nablus oder Hebron auf müßige Kinder und es sind Kinder wie überall auf der Welt: mit unscharfer Wahrnehmung zwischen Spiel und Ernst und Spaß und Todesgefahr, allerdings mit einem viel größeren und nicht minder müßigen Freundeskreis und einem immer aufregenden Abenteuer- und Kriegsspielplatz in allernächster Nähe: für tödliche Mutproben, mit denen sie in ihrer kindlichen Fantasie die Israelis vertreiben wollen.

Wie überall haben ihre Eltern deshalb auch Todesangst, wenn diese Kinder nicht rechtzeitig aus der Schule nach Hause kommen, besonders die Mütter. Nach dem 12-jährigen Mohammed al-Durra, der in den Armen seines Vaters starb, gibt es seit einigen Tagen einen neuen „Helden" in Gaza: den 14-jährigen Fares al-Uda, der wenige Tage vor seinem Tod im

Feuer der Armee noch fotografiert wurde, wie er sich mit einem Stein in der Hand vor einen israelischen Panzer wagte. Seiner Mutter aber bricht seitdem die Stimme, wenn sie davon erzählen will, wie oft und verzweifelt und vergeblich sie versucht hat, ihn aus der Gefahrenzone herauszuholen. Die palästinensischen Polizisten sind kaum erfolgreicher, wenn sie seit Wochen versuchen, Jugendliche unter 16 an Demonstrationen gegen die Straßensperren der Israelis zu hindern – von denen inzwischen immer mehr Kinder Tote oder Verletzte unter ihren Verwandten oder in ihrem Freundeskreis kennen. Und fast alle mussten schon mit eigenen Augen die Demütigungen miterleben, denen sich ihre Väter an den Checkpoints der Armee unterziehen mussten. Die enorme Arbeitslosigkeit, die Schließung vieler Geschäfte und Läden, der Ausfall des Unterrichts hat in vielen abgesperrten Orten zu einem Zusammenbruch des zivilen Zusammenlebens geführt, dem auch die Familien kaum mehr standhalten können.

Unsinniger könnte deshalb die Behauptung kaum sein, dass die Kinder der Al-Aksa-Intifada von ihren Eltern in den Krieg geschickt oder gar gezwungen oder dorthin geprügelt würden. Das Gegenteil der empörenden Propaganda ist wahr: Der Krieg ist zu ihnen gekommen. Nie haben sie es weit für ihre Kriegsspiele, die Frontlinie läuft oft genug vor ihrer Tür entlang, von Stadt zu Stadt und Siedlung zu Siedlung, die oft hier wie da wie Käfige vergittert sind.

An dieser Frontlinie treffen sie auf Jugendliche, die kaum viel älter sind als sie selbst, jedoch bewaffnet wie Rambo, und denen die Grenze zwischen Spiel und blutigem Ernst – trotz vieler besonnener Offiziere – oft ähnlich verschwimmt wie in Kriegsspielen am PC. Es ist darum ein Krieg der Zukunft, den die Israelis und Palästinenser in einer gewaltigen Anstrengung nur gemeinsam gewinnen können – wenn sie sich rasch, rasch gemeinsam ihrer Verantwortung bewusst werden, die nächste Generation der Kinder des Heiligen Landes nicht mehr von struktureller, virtueller und aktueller Gewalt vergiften zu lassen – bevor sie auf beiden Seiten der Rachen des Moloch wieder verschlingt.

Happy Birthday

21. Dezember 2000

Bethlehem – Kein Stern hat es in der letzten Nacht geschafft, durch die dichte Wolkendecke hindurchzufunkeln. Eine regennasse Bö nach der anderen fegt vom Mittelmeer auf den Bergrücken zu, auf dessen Gipfeln Jerusalem und Bethlehem als zwei ungleiche Schwestern nebeneinander im Sturmwind thronen. Es gießt in Kübeln über die Wasserscheide zwischen Abend- und Morgenland. Keinen Hund würde man bei dem Wetter aus dem Haus und auf die Straße jagen, auf der sich das Heilige Jahr 2000 heute auf seinen Ursprung hin zurückbewegt.

Denn zu Weihnachten hat ja nicht in Jerusalem, sondern in „Bethlehem im Lande Juda" vor rund zwei Jahrtausenden ein jüdisches Mädchen jenen Mann geboren, nach dem wir seither die Jahre unserer Weltzeit zählen.

Vom Zionsberg sind es nur knapp acht Kilometer bis in den südlich gelegenen Vorort. Doch zum Beginn dieses Winters trennt der kurze Weg zwei Welten voneinander. Vor den Stadtmauern der Hauptstadt hatten die beschlagenen Autofenster den Pegel des Dauerhupkonzerts noch einmal hektischer aufhupen und ansteigen lassen. Der Stoßverkehr staut im Regen noch schneller als sonst. Im nahen Bethlehem aber ist es totenstill. Vor der Stadt weisen durchnässte Soldaten am Checkpoint fast jeden Wagen ab, der in die Stadt hineinwill, selbst schwer beladene Lastwagen. Seit einem Monat ist die Geburtsstadt Christi „verschlossen", „verriegelt" oder „versiegelt" – wie alle anderen Städte des Westjordanlandes, aus dem in diesem Herbst der neue Staat Palästina hätte werden sollen. Die Stadt ist ein Käfig geworden: Bethlehem im Belagerungszustand.

Hinter dem Checkpoint liegt die Straße fast menschenleer da. Einige Taxis warten 50 Meter weiter auf Fahrgäste, die mit ihrem Auto die Grenze nicht passieren dürfen. Wenige Passanten versuchen mit hochgeschlagenem Kragen über große Pfützen zu springen. Dreihundert Meter weiter versperren am Ortseingang riesige Betonklötze die Hauptstraße neben dem Rachelgrab. Hier geht es überhaupt nicht mehr weiter. Der regennasse Asphalt ist hinter den Blöcken von Steinen und Splittern übersät, die keiner mehr weggeschafft hat, ein Stoppschild ist abgeknickt, kein Mensch zu sehen. Die Gabelung bietet ein Bild der Verwüstung, wo sich in wärmeren Stunden der vergangenen Wochen die jungen Soldaten Israels fast täglich mit den Jugendlichen Palästinas ungleiche Gefechte geliefert haben. „Everything is groovy and fine", summt ein Soldat, der in einem Satz aus seiner Deckung heraus die Straße überquert und in die israelische Festung springt, mit dem das Grab der jüdischen Matriarchin vor wenigen Jahren ummantelt wurde.

Rachel, die Stammmutter Israels, hat dort den letzten der zwölf Jakobsöhne geboren, heißt es. Ben-Oni, „Unglückskind“, wollte sie ihn mit ihrem letzten Atemzug nennen, als ihr in den Wehen gewahr wurde, dass sie die Schmerzen nicht überleben würde. Ben-Jamin, „Glückskind“, nannte der Vater seinen letzten Stammhalter dann aber dennoch, bevor er seine Frau da drüben begraben hat. „Jakob errichtete ein Steinmal über ihrem Grab“, heißt es danach weiter, „das ist das Grabmal Rachels bis auf den heutigen Tag“ – und so wurde es wohl vor über 3000 Jahren schon erzählt. Mit dem letzten Kreischen der Kreißenden und dem ersten Schrei Benjamins ist Bethlehem zum ersten Mal in der Bibel vor uns aufgetaucht, 240 Seiten vor der ersten Erwähnung Jerusalems. Im Jahr 2000 ist das Grab nun zu einer schwer bewachten Burg geworden, in deren Innern fromme Jüdinnen und Juden unter dem Schutz der Armee den Samtvorhang eines alten Schreins mit ihren Küssen und Gebeten bedecken. Das Grab vor den Toren Bethlehems ist ein Stachel im Fleisch Palästinas. Die Felder da herum sind so steinig, dass man hier sogar die Steinigung fast unter die natürlichen Todesarten rechnen könnte. Man braucht sich hier nur zu bücken. Man braucht sie dann nur noch zu werfen.

Hinter dem Grab ist die Stadt verlassen, der Neonschmuck ärmlich und ausgeknipst, die Läden sind dicht und geschlossen. An einer Ecke wärmen sich drei Kinder an einem Feuer. „Bethlehem hungert“, sagt neben ihnen ein Polizist im Schutz eines Hauseingangs, „es kommt dadurch zwar keiner zu Tode, aber viele haben nur noch eine Mahlzeit am Tag. Wir können nicht raus, Besucher können kaum hinein. Alles ist kaputt, bis auf unsere Solidarität. Sie wächst in der Not von Tag zu

Tag. Sogar die übliche Kriminalität ist dadurch drastisch zurückgegangen." Hinter ihm wohnt kein einziger Gast in dem neuen und prächtigen Jacir-Palace hinter der Gabelung, dem ersten Fünfsterne-Hotel Palästinas. In den Bars, den Restaurants und an der Rezeption steht nur das junge Personal müßig und wartend herum. Mehr Raum in den Herbergen Bethlehems als jetzt gab es noch nie. Seit Jahren hatten sich die alten und neuen Hoteliers der Stadt auf das Weihnachtsfest 2000 vorbereitet.

„Normalerweise müssten Sie um diese Zeit zwei Stunden warten, um zum Platz der Geburt zu gelangen", verrät ein griechischer Mönch in der Geburtsbasilika. „Heute war nur eine kleine Gruppe aus Mexiko da; jetzt sind Sie ganz allein." Es regnet durch das Dach des palästinensischen Doms. Nur unter seinem Kopf in der Geburtsgrotte ist es ganz und gar trocken und warm. Das Licht fällt aus. Plötzlich erhellen nur noch einige blakende Öllämpchen den silbernen Stern im hintersten Winkel dieses Raums, auf dem geschrieben steht: HIC DE VIRGINE MARIA JESUS CHRISTUS NATUS EST – „Hier wurde von der Jungfrau Maria Jesus Christus geboren." In seiner Mitte lässt sich der Ort betasten, der dem Ort der Schrift entspricht. Rostrote Flecken wie von altem Blut umgeben den Stern auf dem zerbrochenen Marmorboden. Hier war es. Hier soll sich Maria unter dem Ich-bin-der-ich-bin gekrümmt haben. Es ist der Ort unserer Stunde null – und einer Geschichte, die bis heute ebenso skandalös und unglaublich geblieben ist: von einem Vater, der nicht der Vater war, einer Mutter, die behauptete, Jungfrau zu sein, und ihrem Sohn, der später den Schöpfer des Himmels und Erde mit „Vater" anredete. Das Gelächter über sie alle will schon seit 2000 Jahren kein Ende nehmen. Nachdem der Sohn in Jerusalem als Verbrecher hingerichtet worden war, wurde er von vielen im Land schon bald nur noch der „Bastard" genannt und „Frauenhaarflechterin" seine Mutter, ein besseres Wort für „Flittchen" – der Umstände dieser Geburt wegen. Höre ich irgendwo Stimmen?

Die Kammer daneben ist das „Gehäus'", wo Hieronymus die Bibel aus dem Hebräischen in die Weltsprache des Lateinischen übersetzt hat. Ein italienischer Franziskaner hält dort einsam Wache. Wie die Lage sei? „Miserabel!", lacht er, obwohl er es gar nicht sagen dürfe. Auf Anweisung ihres Pater Priors soll sich keiner seiner Mitbrüder zurzeit öffentlich äußern. Die Weihnachtsbotschaft des lateinischen Patriarchen könne er aber natürlich dennoch mitgeben. Gerade heute Morgen ist sie ja schon veröffentlicht worden.

„Zu diesem Fest haben wir vor allem nur den Wunsch", heißt es vor der Tür in dem Papier, „dass die palästinensische Freiheit nun in die Welt kommen wird, da nur sie allein hier zum Garanten der Ruhe, der Stabiliät und der Erlösung für uns, die Region und die Welt werden kann ... Der Kern dieses Konfliktes sind nicht die Steine oder die Gewehrkugeln. Wesentlich ist, dass das palästinensische Volk nach seiner Freiheit verlangt. Seit 33 Jahren leben die Palästinenser unter militärischer Besatzung. Jetzt sagen sie: Gebt uns unsere Freiheit zurück! Diesem Ruf muss jeder sich öffnen, der will, dass der Friede ins heilige Land zurückkommen soll ... So schauen wir vor Gott auf unsere Leiden: auf jeden Menschen in diesem Land ... auf die politischen Gefangenen ... auf diejenigen, die Befehle zum Töten erhalten und sie ausführen, und jene, die diese Befehle erteilen. Den Soldaten sagen wir: Stellt die Menschenwürde und das Recht über alle Befehle, die ihr erhaltet ..." Ein Windstoß reißt den Aufruf des Patriarchen zur Befehlsverweigerung aus der Hand. Der Schirm schlägt um.

Gegenüber in der Krippenstraße hat nur noch „Abu Shanab" geöffnet, das einfache Restaurant eines Brüderpaars mit gewaltigen Schnurrbärten, deren legendäre Lammkoteletts auf Holzkohle ihnen immer noch ein paar ausländische Gäste sichern. „Uns geht es hier am besten", sagt der jüngere der beiden, während er vor Weihnachten frisch gewaschene Gardinen an den Fenstern aufhängt, hinter denen sich die Neubauten von Har Homa wie ein judäisches Manhattan als letzter spektakulärer Siedlungsneubau Jerusalems über dem nächsten Hügel erheben. „Aber von 14 Angestellten haben wir mittlerweile auch schon zehn Leuten kündigen müssen; von diesen zehn sind mittlerweile drei erschossen worden. Zwei andere wurden so schwer verletzt, dass ihnen in Deutschland die Beine amputiert werden mussten. 17 Tote hat es in den letzten Wochen allein in Bethlehem gegeben. Wir sind das letzte und einzige besetzte Land der Erde und jeder, der dagegen anzukämpfen versucht, wird als Terrorist erschossen. Heute haben die Israelis offiziell zugegeben, dass sie nun ganz gezielt die Köpfe unserer Kampfeinheiten mit Scharfschützen auslöschen. Unsere Heimat ist voller Fallen geworden. Heute Morgen gab es wieder vier neue Tote in Gaza."

Ja, es gab zu viele Tote. Dennoch sind wir in diesem Jahr in Bethlehem schon wieder einmal Zeugen einer dramatischen Geburt, auch wenn hier jetzt kein Messias und kein letztes Lieblingskind des Hauses Jakob das Licht der Welt erblicken will. Die Mutter ist nicht froh. Im Gegenteil: Das so lange von den Völkern verstoßene Israel krümmt sich vor Schmerzen unter der quälend langen Geburt ihres ungewollten letzten Kindes Palästina, von dem der wahre Name schon wieder einmal nicht feststeht. Soll es Ben-Oni oder Ben-Jamin heißen, Unglückskind oder Glückskind.?

Tor des Himmels

4. Januar 2001

Beit-El – „Das Land, auf dem du liegst, will ich dir und deinen Nachkommen geben“, sprach Gott zu Jakob in einem Traum vom oberen Ende der Himmelsleiter herab. „Ich bin mit dir, ich behüte dich, wohin du auch gehst, und bringe dich zurück in dieses Land. Denn ich verlasse dich nicht, bis ich vollbringe, was ich dir versprochen habe.“ Vor fast 3000 Jahren wurde diese Episode im ersten Buch der Bibel aufgeschrieben. Seit rund 2500 Jahren lernt jedes jüdische Kind sie von seinen Eltern und in der Schule kennen, sobald es hören und verstehen kann. Und Jakob, der Stammvater Israels, erwachte und sagte: „Wie Furcht gebietend ist doch dieser Ort! Hier ist nichts anderes als das Haus Gottes und das Tor des Himmels.“ Dann stand er auf, nahm den Stein, auf den er seinen Kopf gelegt hatte, stellte ihn auf, goss Öl darüber und gab dem Ort den Namen Bet-El, das heißt Gotteshaus.

Und das soll hier gewesen sein? „Sicher hat sich das hier in der Gegend zugetragen, auf einem dieser Hügel“, sagt Victor Tuvia mit einer ausladenden Armbewegung am oberen Rand der Siedlung Beit-El, die nun schon seit 16 Jahren seine Heimat ist. „Diese Hügel waren das Kissen für Jakobs Traum. Sofort nach unserer Hochzeit sind wir deshalb hier hinausgezogen. All unsere 5 Kinder sind hier geboren. Am Anfang haben wir noch ein Jahr lang in einem Container gewohnt." Das ist lange vorbei. In mehreren Terrassen schauen die adretten Reihenhäuser über die karstigen Nachbarhügel hinweg, Buben spielen auf der Straße Ball und Fangen, Rosmarin-Rabatte und Rosengärten umgeben die Grundstücke, wir fahren an zwei Schulen und fünf Synagogen vorbei. „Bevor wir hierhin kamen, war hier nichts", sagt der 40-jährige Steuerberater stolz. Lachfältchen umgeben seine Augen. Er trägt die Kippa der Frommen auf dem Hinterkopf und ist seit vielen Jahren Mitglied des Gemeinderats von Beit-El.

Victor Tuvias Frau kommt aus Chicago, er selbst wurde in Johannesburg in Südafrika geboren, von wo er, sobald seine Eltern es ihm erlaubten, nach Jerusalem aufbrach, weil „jeder ein Volk hat, zu dem er gehört, und ein Land, wo er hingehört". Seit er sieben oder acht war, sei ihm das in einem langen Prozess klar geworden: „Das ist alles. Wir sind das Volk der Bibel und das hier ist das Land der Bibel. Dieses Land gehört Israel." Von Jerusalem brach er dann weiter nach Beit-El auf, „weil alle jüdischen Städte einmal als Siedlungen begonnen haben. Tel Aviv hat vor gut 100 Jahren als jüdische Siedlung vor der arabischen Stadt Jaffa angefangen. Darum haben wir auch hier mit dem Aufbau einer Gemeinde begonnen, als lebender Beweis, dass das Volk Israel in seine Heimat zurückgekommen ist. Hier war ein leerer Berg, bevor wir kamen."

Es war vielleicht ein leerer Hügel, besitzerlos war er freilich nicht, als die Israelis ihn im Juni 1967 eroberten. „Der Hügel war jordanischer Staatsbesitz", der nach der Eroberung des Westjordanlandes in die Hände Israels gefallen sei. Aus diesen Händen haben die Siedler ihn jedenfalls empfangen, die sich selbst als „mitnachel“ bezeichnen, als „Erben“. Gewiss haben sie den Boden nicht aus eigener Initiative in Besitz genommen und kultiviert, sondern aufgrund der offiziellen Siedlungspolitik aller israelischen Regierungen bis zum Beginn des Oslo-Prozesses, egal, ob die Arbeiterpartei oder der Likud an der Macht war. Das Land, das „Israel gehört“, gehört nach dem Völkerrecht also noch viel mehr (dem zukünftigen Staat) Palästina. Jedenfalls liegt es mitten in dessen Territorium. Denn eine tragische Ironie der Geschichte des Heiligen Landes hat es so gefügt, dass 1948 ausgerechnet die traditionellen antiken Siedlungsgebiete der Kanaaniter und Philister zum Staatsgebiet Israels wurden, während mit Judäa und Samaria das eigentliche jüdische Kernland der Bibel in den Händen der Araber verblieb – die damals noch Untertanen des haschemitischen Königreichs waren, bis Israels Armeen König Hussein 1967 die Gebiete bis hinunter zum Jordan entrissen haben. Darum ist der Weg von Jerusalem nach Beit-El heute auch so beschwerlich, wenn man sich nur auf die Straßenkarten verlässt.

Der kürzeste Weg über Ramallah dauert am längsten und die meisten können ihn überhaupt nicht passieren. Schwer bewaffete Sperren lassen nur wenige Ausländer in die dicht bevölkerte Palästinenserstadt nördlich von Jerusalem hinein, an deren Ende kein Verlassen der Stadt mehr möglich ist. Dort versperren – in Sichtweite Beit-Els – rußgeschwärzte steinbedeckte Straßen, hakenkreuzbeschmierte Mauern, ausgebrannte Autowracks, steineschwingende Jugendbanden und israelische Kampfeinheiten jede Weiterfahrt. Hier allein nach dem Weg nach Beit-El zu fragen, ist lebensgefährlich. Die Bewohner der Siedlung nehmen deshalb überhaupt nur die mehr als doppelt so lange, auch nachts hell beleuchtete Umgehungsstraße von Jerusalem durch das judäische Bergland zurück durch die Schranken der schwer bewachten, stacheldraht- und mauernumwehrten idyllischen Siedlung, die von außen vor allem einem abschreckenden Lager ähnelt.

„Knapp 60 Prozent arbeiten in Jerusalem und noch einmal zehn Prozent im Raum Tel Aviv", sagt Victor Tuvia. Die meisten der 5000 Bewohner in 850 Familien sind religiös. Mit der radikalen „Kahane chai"-Bewegung des gerade ermordeten Benjamin Kahane haben die wenigsten von Herrn Tuvias Mitbürgern zu tun. Diese Extremisten würden „vielleicht drei bis fünf Prozent der Siedler ausmachen, wie in jeder demokratischen Gesellschaft, an deren Ränder sich immer auch Extremisten festsetzen". Hat er denn selbst keine Angst oder seine Frau? Er schaut mich erstaunt an. Keiner habe „seit dem Ausbruch des Krieges" Beit-El verlassen, im Gegenteil: Täglich wollen weitere hierhinziehen. „Es wird bald einen Krieg geben. Und ich glaube fest, dass er sehr bald kommen und sehr schlimm und sehr blutig werden wird", sagt der sanfte und überaus freundliche Steuerberater. Das Ergebnis könne nur die Erkenntnis sein, dass die beiden verfeindeten Völker zusammen und miteinander leben müssten – und wenn es nach ihm, Victor Tuvia, ginge: in einem einzigen Staat. Doch Angst? Nichts sei ihm fremder: „Wo könnte ich schon die Tür meines Büros offenlassen, um mit einem Besucher herumzuschlendern? An wie vielen Plätzen Israels können Kinder schon Tag und Nacht frei auf allen Straßen herumlaufen?"

Scheich Ikrima Sabri

16. Januar 2001

Interview mit dem Grußmufti von Jerusalem und Palästina

DIE WELT: Die Al-Aksa-Moschee auf dem Tempelberg hat der neuen Intifada ihren Namen gegeben. Nun hat das Oberrabbinat am 4. Januar erklärt, dass das jüdische Gesetz es verbietet, „die Souveränität oder das Besitzrecht am Tempelberg indirekt oder direkt an Fremde abzugeben", weil er der heiligste Platz des jüdischen Volkes sei. Vier Tage danach haben Sie den gesamten Platz in einer Fatwa noch einmal als ganz und gar muslimisch und zum Besitztum der Wakf erklärt, der autonomen, obersten islamischen Behörde Jerusalems, und zwar „sieben Schritte oberhalb und unterhalb der Erdoberfläche". Ein unlösbarer Widerspruch?

Scheich Sabri: Es gibt nicht das geringste Anzeichen für die frühere Existenz des jüdischen Tempels an diesem Platz. In der gesamten Stadt gibt es keinen einzigen Stein, der auf die jüdische Geschichte verweist. Unser Recht hingegen ist sehr klar. Uns gehört dieser Platz schon seit 1500 Jahren. Selbst als die Kreuzfahrer ihn eroberten, blieb er der Bereich der Al Aksa, den wir bald zurückbekamen. Die Juden aber wissen nicht einmal, wo ihr Tempel genau stand. Deshalb erkennen wir hier auch kein einziges Recht von ihnen an, weder unter der Erde noch darüber.

DIE WELT: Unter Archäologen besteht Übereinstimmung, dass die Klagemauer zum Fundament des herodianischen Tempels zählte. Die Bibel und andere antike Zeugnisse berichten in vielen Details von diesem Ort. Was macht es für Sie dennoch so schwer, anzuerkennen, dass bis zum Jahr 70 nach Christus fast 1000 Jahre lang der 1. und 2. jüdische Tempel hier standen? Warum können Sie jüdische Bindungen an diesen Platz nicht respektieren?

Scheich Sabri: Es ist die Kunst der Juden, die Welt zu betrügen. Uns können sie damit nicht reinlegen. Es gibt keinen einzigen Stein in der Klagemauer, der etwas mit der jüdischen Geschichte zu tun hat. Weder in religiöser noch in historischer Hinsicht haben die Juden irgendeinen berechtigten Anspruch auf diese Mauer. 1930 hat ein Komitee des Völkerbundes uns empfohlen, die Juden dort beten zu lassen, damit sie Ruhe geben, keinesfalls hat es aber anerkannt, dass sie ihnen gehört.

DIE WELT: Glauben Sie im Ernst nicht daran, dass hier der Tempel der Juden stand?

Scheich Sabri: Wir wissen nicht, wo der Tempel war, und sie wissen es auch nicht. Wir nehmen zwar an, dass die Juden für eine gewisse Zeit ihrer Geschichte in Jerusalem waren. Aber Jerusalem ist über zwanzig Mal durch Kriege oder Erdbeben zerstört worden – weil die Juden ja immer auch im Krieg mit ihren Nachbarn lebten, mit den Römern, den Assyrern, den Babyloniern. Damit haben wir nichts zu tun.

DIE WELT: Warum erlauben Sie israelischen Wissenschaftlern nicht, hier einmal zu graben, um nach möglichen Überresten und Beweisen für oder gegen die Existenz des jüdischen Tempels zu suchen?

Scheich Sabri: Wir weisen alle Grabungen unter der Al-Aksa-Moschee kategorisch zurück, weil es die historischen Gebäude auf dem Platz gefährdet. Außerdem haben sie ja schon überall gegraben. Alles, was sie finden konnten, waren Gebäudereste aus der Omajaden-Zeit. Alles, was sie ausgegraben haben, hat mit den Arabern und den Muslimen zu tun.

DIE WELT: König Hussein hat einmal eine „Souveränität Gottes“ für den Tempelberg vorgeschlagen, um hier die Spannung zwischen den Nationen und Religionen zu mindern?

Scheich Sabri: Wir akzeptieren Gottes Souveränität. Darum heißt die Moschee ja auch Al Aksa. Gott selbst hat sie so genannt. Gott will, dass sie den Muslimen und keinem sonst gehört. Das akzeptieren wir.

DIE WELT: Würden Sie notfalls einer Internationalisierung der Stadt zustimmen, um seiner unlösbaren Probleme Herr zu werden?

Scheich Sabri: Ein internationales Jerusalem wäre für uns noch schlimmer als das zionistische Jerusalem. Dann hätten wir nicht nur einen Staat, sondern die ganze Welt gegen uns. Es wäre ein Rückfall in das Zeitalter des Kolonialismus.

DIE WELT: Am 23. März 2000 hat der Papst in Jerusalem gesagt: „Religion darf nie als Entschuldigung von Gewalt dienen – besonders dann nicht, wenn die religiöse Identität sich mit kultureller und nationaler Identität deckt." Was würden Sie ihm darauf antworten?

Scheich Sabri: Jeder, der religiös ist, stimmt dem zu. Auch wir glauben, dass Religion kein Grund zum Hass zwischen den Völkern sein darf. Nur diejenigen ignorieren das, die keine Religion haben. Wer ist das aber? Wer besetzt und zerstört andere Völker und ihren Besitz?

DIE WELT: Auch die Intifada ist gewalttätig. War der gewaltfreie Widerstand nicht erfolgreicher, mit dem Gandhi die englische Kolonialherrschaft beendete?

Scheich Sabri: Seit 1967 haben wir gewaltlos für den Frieden gekämpft. Aber keiner hat uns zugehört. Wir haben bei der UNO Resolutionen bewirkt, aber keiner hat einen Finger für uns gekrümmt.

DIE WELT: In einer Fatwa vom letzten Juli haben Sie erklärt: „Wir beharren auf dem Recht der Rückkehr aller Flüchtlinge von 1948 und verbieten ihnen, sich für das Heilige Land entschädigen zu lassen; denn dafür gibt es keinen Preis." Welche Grenzen hat das Heilige Land, von dem Sie da sprechen?

Scheich Sabri: Es reicht vom Mittelmeer bis zum Jordan, vom Standpunkt des Islam betrachtet. Es ist das ganze Palästina.

DIE WELT: Ohne Platz für die Israelis?

Scheich Sabri: Für die Juden, die vorher hier gelebt haben, gibt es natürlich Platz. Die Juden aber, die aus der ganzen Welt hierhingekommen sind, sollen dahin zurückgehen, woher sie kamen. Die Juden aus Deutschland sollen nach Deutschland zurückgehen. (lacht) Ihr liebt sie doch so sehr.

DIE WELT: Wollen Sie damit sagen, dass es für einen jüdischen Staat hier keinen Platz geben soll?

Scheich Sabri: Diese Frage habe ich in meiner Fatwa nicht behandelt. Ich habe nur gesagt, dass die Flüchtlinge zurückkommen müssen. Über Grenzen habe ich nicht gesprochen.

Kassandra in Jerusalem

3. Februar 2001

Mit einem Baguette unter dem Arm könnte Michel Warschawsky aus Straßburg leicht auch als lebenslustiger Franzose für „Gauloises Blondes“ Werbung machen. Er raucht jedoch eine schwarze „Gitanes“ nach der anderen, hat den Namen eines aschkenasischen, den olivfarbenen Teint eines sephardischen Juden und lebt seit 1965 in Jerusalem, wo jeder früher oder später auf ihn stößt, der hier nach einem wahren Gegenspieler Ariel Scharons suchen will. Er ist noch radikaler als die alten „Frieden-Jetzt“-Aktivisten und blickt leicht spöttisch auf die alte linke Dichter-Elite um Amos Oz oder A. B. Yehoschua, denen kürzlich in der heißen Phase des Friedensprozesses ganz bange vor den Fragen wurde, die dabei nacheinander auf den Tisch kamen – von Jerusalem bis zu den Flüchtlingen.

Der Schüler David Flussers und des legendären Yeschajahu Leibovitz – der bis zu seinem Tod gerade eine Ecke weiter in der Ussishkin-Straße wohnte – ist jedoch kein Politiker oder Dichter, sondern Journalist (zum Beispiel für „Le monde diplomatique") und ein gesuchter Ratgeber vieler europäischer Politiker, der vor 16 Jahren in Jerusalem und Bethlehem das „Alternative Informationszentrum" mitbegründet hat, das zum großen Teil aus Europa und von den Kirchen finanziert wird und heute 16 israelische und palästinensische Angestellte hat.

Man muss sich den sanften Sohn eines Rabbiners daher am ehesten vielleicht drei Meter links von Albert Schweitzer vorstellen, in dessen elsässischer Heimat auch er 1949 geboren wurde: nicht gerade als typischer Israeli – und doch als ein Mensch, wie man ihn wohl nur noch in Israel treffen kann. Schon dreimal hat er hier im Gefängnis gesessen – einmal, weil er den Libanon-Feldzug nicht mitmachen wollte, und zweimal, weil er sich weigerte, im besetzten Westjordanland Dienst zu tun. „Davon gibt es viele", sagt Monsieur Warschawsky und zündet sich eine neue Zigarette an, „und es werden wohl immer mehr."

Dennoch ist der 51-jährige Gewissensheld erst vor wenigen Wochen ehrenhaft aus der Armee ausgeschieden. Grundsätzlich hat er den Waffendienst für Israel nie infrage gestellt, wo er sich selbst eher als einen der letzten wahren Patrioten sieht, da der Judenstaat nur „in absoluter Wahrhaftigkeit vor sich selbst" all jene Schwierigkeiten bestehen könne, die nun auf ihn zukommen.

„Als hier 1998 das 50-jährige Jubiläum Israels gefeiert wurde", erzählt er in seinem Haus in dem Jerusalemer Viertel Nachlaot, „hätte die Welt eigentlich schon sehen können, wie extrem künstlich und traurig die ganze Party war. Obwohl es eine Erfolgsgeschichte zu feiern galt, stand allen Festrednern doch vor allem das Scheitern einer großen Vision ins Gesicht geschrieben." Denn die Väter des Zionismus hätten mit der Gründung Israels ja ein doppeltes Projekt im Sinn gehabt: erstens die Schaffung einer israelischen Nation, die sie sich ziemlich leicht vorstellten, und zweitens den Aufbau eines israelischen Staates, was ihnen sehr viel schwieriger erschienen sei. „Nun aber ist es genau umgekehrt gekommen. Unser Staat funktioniert bestens, mit seiner Armee, dem Zoll, den Steuerbehörden – und viele meinen, er funktioniert sogar zu gut – während die Schaffung einer neuen Nation überhaupt nicht gelungen ist, so faszinierend das Vorhaben auch war."

Sophia Loren hatte in hot pants für „den neuen Menschen" dieses „neuen Volkes" geworben und Ben Gurion stellte sich damals vor, dass es nur eine Frage der Zeit sei, bis auch der letzte Jude zur Teilnahme an diesem Projekt bekehrt werden könnte. „Trotz aller Anziehung blieb es aber auch ein totalitäres Projekt, dem viele immun gegenüber blieben." Immer mehr Israelis hätten sich jedenfalls im Lauf der Geschichte diesem „schönen Israel" verweigert. Sie assimilierten sich einfach nicht und blieben – oder wurden – was den „Ur-Israelis" immer am allerfremdesten geblieben war: „religiös wie im alten Polen oder orientalisch und jedenfalls so jüdisch wie in den schlimmsten Tagen der Diaspora".

Die Integration aller Bürger zu einem einigen neuen Volk sei jedenfalls völlig gescheitert. „Israel ist zerissen in vollkommen verschiedene Völker und Kulturen." Selbst die blutige Sackgasse des Konflikts mit den Palästinensern sei nur ein Nebenprodukt dieser Tragödie. „Ob Scharon und Barak die nächste Regierung bilden werden oder Barak und Scharon, ist darüber jetzt schon fast nebensächlich", beendet Michel Warschawsky mit melancholischem Lächeln seine düstere Analyse. „Im Konflikt mit den Palästinensern wird es zum Krieg kommen, den Israel vielleicht noch einmal gewinnen kann – bevor wir dann am Schluss wieder genau dastehen werden, wo wir jetzt schon stehen. Der Preis des Friedens ist mittlerweile allen klar geworden. Jetzt aber sieht es so aus, als bräuchten wir noch einmal einen Krieg, um diesen Preis auch zahlen zu wollen." Dann aber, nach dem endlichen Friedensschluss mit den Palästinensern, sagt der freundliche Mann und schüttelt sich noch eine „Gitanes" aus der Packung, schlage erst wirklich „die Stunde der Wahrheit: Wenn Israel endlich in den Spiegel schaut und versuchen muss, mit sich selbst Frieden zu finden".

Armageddon

7. Februar 2001

„Blass wie eine zerbrechliche Hostie stand die Sonne über dem Berg Tabor", schrieb der exzentrische Mr. Benson und setzte die Feder ab. Mit diesem Licht vom Berg der Verklärung wollte er das Ende der Erde beleuchten lassen. Drei Seiten später war er fertig mit dem „Lord of the World", dem Roman seines Lebens, in dessen letzter Zeile die Welt und all ihre Herrlichkeit in einem einzigen apokalyptischen Schlussakkord untergehen, untermalt von lateinischen Chorälen. Das war am Anfang des letzten totalitären Jahrhunderts, rund zehn Jahre vor dem 1., dreißig Jahre vor dem 2. Weltkrieg und vierzig Jahre vor der Errichtung des Staates Israel. Ganz England erschrak vor dem düsteren Text.

Heute liegt der Berg Tabor in Galiläa nicht mehr wie damals fernab im osmanischen Reich, sondern in Israel, seit über zweiundfünfzig Jahren schon, im Blickpunkt der bewohnten Erde. Vielleicht gibt es dramatischere Felsen. Und verglichen mit dem Matterhorn, scheint der Tabor kaum mehr als ein flacher Hügel, rund und schön wie eine junge Mädchenbrust. Doch weil sich gleich hinter ihm die Erde zum Abgrund des Jordangrabens hin öffnet, kann man sein unverwechselbares Profil bei klarem Himmel schon von sehr weitem erkennen, bis hinüber nach Syrien, Jordanien oder hinab nach Beth Schean. Ein paar arabische Dörfer schmiegen sich an seinen Fuß, dazu hier und da um ihn herum ein Kibbutz. Gleich neben dem Tabor duckt sich die Stadt Nazareth hinter der nächsten Hügelkette, in der Jesus die ersten dreißig Jahre seines Lebens verbrachte. Er wird diesen Hügel immer wieder vor Augen gehabt haben, er war dem Horizont seiner Jugend eingeritzt. Es ist der markanteste Berg Galiläas.

Schon in Dokumenten aus dem 2. Jahrhundert wird überliefert, dass dies auch der Berg gewesen sei, wo Jesus mit dreiunddreißig Jahren erstmals sein Innerstes habe aufleuchten lassen, als er hier vor Petrus, Jakobus und Johannes „verklärt“ wurde. War der Tabor für diese Offenbarung nicht eine Art erste Wahl? „Vor ihren Augen wurde er verwandelt“, schreibt Matthäus, „sein Gesicht leuchtete wie die Sonne und seine Kleider wurden blendend weiß vor Licht.“ Da erschienen plötzlich auch noch Moses der die Kinder Israels aus Ägypten herausgeführt hatte, und Elija, der Prophet der Endzeit, und redeten mit Jesus. Bei Markus bildet die gleiche Szene die Mitte des Evangeliums.

Den ersten Christen galt der Berg deshalb schon bald so viel wie den Juden der Sinai. Im Mittelalter haben ihn Kreuzfahrer derart verehrt, dass sie zwischen Köln und Limburg mit Erde aus dem Heiligen Land einen neuen Mont Tabor aufgeschüttet haben. Bis jetzt könnte das Profil von Montabaur die Autofahrer auf der A3 noch daran erinnern. Doch in den letzten Jahrzehnten scheint sich die Erinnerung an die Verklärung Christi so weit verflüchtigt zu haben, dass außerhalb der Kirchenmauern seit einiger Zeit nur noch das Medikament „Tavor" daran zu erinnern scheint, ein aufhellend-verklärendes Mittel für Gemütskranke, über dessen Namen sich noch nie jemand besonders aufgeregt hätte.

In Israel aber thront der wahre Tabor wie in ältesten Tagen nicht nur im Westen über dem See Genezareth, sondern auch noch einmal als nördlicher Aussichtsturm über der Jesrael-Ebene, deren Mitte die Ruinen der alten Festung Meggido beherrschen, auf einem noch flacheren Hügel. Das ist der „Har Mageddon", der dem letzten Schlachtfeld Armageddon seinen Namen gegeben hat, als Inbegriff des endzeitlichen Horrors. Keine Ebene der Welt hat mehr Schlachten gesehen als das fruchtbare Flachland zwischen diesen beiden Hügeln. Hier haben schon die ägyptischen Erbauer der Pyramiden mit Babylon um das Schicksal des Nahen Ostens gerungen, nach ihnen die Assyrer mit den Hethitern, die Kanaaniter mit den Hebräern. Und immer so weiter: Phönizier, Perser, Griechen, Parther, Römer, Araber, Kreuzfahrer, Türken und Engländer ließen im Angesicht des Tabor ihr Leben. Vor über 2000 Jahren vergossen Juden hier schon ihr Blut – und in diesem Jahrhundert wieder viele Israelis. Strategisch ist der Ort sicher eine erste Wahl. Wo ließen sich Streitwagen besser einsetzen?

Oder Panzer? König Saul, der erste König der Juden, hat da drüben im Kampf gegen die Philister sein Leben gelassen, als er ihnen hier – vor 3000 Jahren – die Jesrael-Ebene entreißen wollte. Der Boden ist getränkt mit Blut und satt mit Geschichte – die hier nie an ein Ende zu kommen scheint, jedenfalls nicht vor dem Jüngsten Tag. „Die Geister führten die Könige an den Ort zusammen, der auf Hebräisch Harmageddon heißt", schrieb der Seher Johannes in seiner Apokalypse über jenen Tag, an dem die Mächte der Erde in einem letzten Endkampf aufeinandertreffen würden, um von Gottes „Becher mit dem Wein seines rächenden Zornes" zu kosten.

Die Schnellstraße von Jerusalem zum Tabor durch das Jordantal war heute wieder paradiesisch leer. Nach dem Regen ist die Wüste grün geworden, wo sich aus Angst vor einem Hinterhalt inzwischen fast kein Israeli mehr hinwagt. Bei den Sicherheitsdiensten werden seit Monaten die Berichte abgeheftet, nach denen sich „die Situation im Westjordandland der Anarchie" nähert. Hier ist Israel im letzten Jahr auf seinen letzten Gegner getroffen, der keiner mehr ist: auf ein Volk ohne Staat, ohne Armee, mit einer Kraft, die nur zum Terror reicht. Auf ein gefährliches Vakuum, gegen das sich kein Krieg mehr führen lässt. Und jetzt hat Ariel Scharon die Wahl gewonnen, als „Arik Melech, der König und Retter Israels", dessen Berater Liebermann vor wenigen Tagen mit der Bemerkung auf sich aufmerksam machte, dass Israel in einem

Krieg mit Ägypten leider den Assuan-Staudamm bombardieren müsse. So etwas geht natürlich nur mit einer Atombombe, fügten andere der Diskussion hinzu. Die Sehnsucht nach dem Jüngsten Tag durchweht immer stürmischer ungezählte Websites im Internet, dessen messianisch-apokalyptische Signale sich im Äther mit dem funkelnden Sternhimmel über das Heilige Land wölben. In einem Punkt sind sich diese Botschaften alle einig, hier liegen sie alle gespenstisch richtig: Die Gefährdung Israels und des Heiligen Landes ist eine letzte Gefährdung der ganzen Welt. Der Mond ist aufgegangen, Gott sei Dank. Aber auch dieser Stern steht auf einmal wie eine Hostie über dem Berg der Verklärung, ein ganzer Himmelskörper zerbrechlich wie eine Oblate.

Hinterhalt der Erinnerung

25. Februar 2001

Das Foto, auf dem David Ben Gurion unter einem Porträt Theodor Herzls am 14. Mai 1948 in Tel Aviv die Unabhängigkeit Israels ausrief, wurde rasch zum Lichtbild einer historischen Wasserscheide. Nur einen Tag später brachen fünf arabische Nachbarstaaten gleichzeitig in den neuen Staat der Juden ein, um ihn gleich wieder – und diesmal für immer – von der Landkarte zu tilgen, knapp drei Jahre nach der Befreiung von Auschwitz. Zu dieser neuen Vernichtung ist es freilich nicht gekommen. Alles kam ganz anders – und alles war ganz anders. Nach dem Holocaust in Europa schien mit Israels Unabhängigkeit die Geschichte im Nahen Osten noch einmal von Neuem anzusetzen. „Es war vor allem ein langer und hässlicher Krieg, der da begann und fast siebzehn Monate dauerte", sagt Teddy Katz jedoch melancholisch, als wir jetzt über jenen Strand stapfen, der für ihn zur Schicksalsmeile seines Lebens geworden ist, seit er in den Nachbardörfern erstmals das Wort „maschd sara" flüstern hörte. Das ist das arabische Wort für „Massaker", über das er hier wie über eine verborgene Mine gestolpert ist.

Teddy Katz ist ein israelischer Patriot und Zionist, seit er denken kann. Ohne jede polemische Absicht hatte er deshalb auch für eine Diplomarbeit über „Die Evakuierung der Araber aus Dörfern am Fuß des südlichen Karmel im Jahr 1948" die Erinnerungen der Alten aus diesen Dörfern aufzeichnen wollen, bevor er vor einem Jahr mit dem Wort „Massaker" in Israels Schlagzeilen geriet. Arglos hatte er festgehalten, dass etwa die Hälfte seiner Zeugen – von insgesamt 66 Arabern und 60 Juden – davon berichteten, dass die 33. Kompanie der legendären Alexandroni-Brigade hier keine zehn Tage nach Ausbruch des Unabhängigkeitskrieges ohne jede militärische Notwendigkeit 140 bis 200 arabische Zivilisten getötet hatte, nachdem sich das Fischerdorf mit dem Namen Tantura schon ergeben hatte. Das sei vom 22. zum 23. Mai 1948 geschehen.

Doch welches Dorf? Im Straßenatlas ist Tantura nicht verzeichnet. Wir stehen an einem der schönsten Küstenstücke südlich von Haifa und starren ungläubig auf den Sand, als würde er ein schlagendes Herz bedecken. Eine Feriensiedlung schaut auf den Strand hinunter. „Da", sagt Teddy Katz langsam und sucht nach Worten, „da ... und dort und da drüben ist es geschehen. Und da vorne die Ruine war das alte Zollhaus von Tantura, mit zwei Kaffeehäusern zur See hinaus, in denen die Alten ihre Wasserpfeifen rauchten. Hier stand das Dorf, von dem ich bis vor drei Jahren nie ein Wort gehört hatte. Als ehemaliger Pfadfinder kannte ich von Tantura nur den besonders schönen Strand. Wir haben hier oft gezeltet."

Und hier soll schon zu Beginn des Freiheitskrieges von 1948 ein Massaker an Zivilisten stattgefunden haben? Begangen nicht von einer terroristischen Splittergruppe wie in Deir Jassin einen Monat zuvor, sondern von einer Eliteeinheit der israelischen Armee? Die Fragen sind Teddy Katz seit einem Jahr immer wieder gestellt worden. Nach der unbeabsichtigten Veröffentlichung seiner Arbeit stand sein Telefon lange nicht still. Unterhalb des Karmelgebirges hat er deshalb heute den alten Mohammed Aschmawi in einem Nachbardorf eingeladen, uns zum Strand zu begleiten. Der arabische Israeli ist in Tantura geboren und war dreizehn, als er den Ort verlassen musste. Auf einem großen freien Platz vor der Feriensiedlung lassen wir den Wagen stehen. „Hier war der Friedhof", sagt Mohammed Aschmawi, „und da vorne fingen die Häuser an. Nur der alte Weg, der hierhin führt, ist von dem Dorf noch übrig geblieben." Er zündet sich wieder eine Zigarette an. „Tantura war der größte Ort der Gegend mit 37.000 Dunam Land und etwa 2000 Menschen. Mein Vater und Großvater sind in Tantura geboren. Wir waren hier, solange wir denken können." Nie könne er deshalb auch den Tag vergessen, an dem er mit seiner Familie zum Flüchtling wurde. „Alle liefen durcheinander, schrien durcheinander. Da vorne standen Autobusse, in die die Menschen getrieben wurden, bevor sie Tantura verlassen mussten. Da hinten bei der Palme war damals das Zentrum des Dorfes. Dort peitschten immer wieder Schüsse. Ich lief hin und sah von einem Versteck hinter einem Busch an einer Häuserecke, dass eine Gruppe dorthin getrieben wurde. Die Frauen wurden von den Männern getrennt und die Männer vor eine Wand gestellt. Ein liegender Soldat hinter einem Brenn-Gewehr hat sie erschossen." Er hält inne und schaut zur See hinüber. „Warum ich das noch so genau weiß und nicht vergessen kann? Mir geht der Ruf ‚Imma', ‚Mama', nicht aus dem Sinn, mit dem ein junger Mann dort immer wieder nach seiner Mutter schrie. Da kam die Frau hinzugelaufen, ein Soldat hielt sie fest und ein anderer hat dem Jungen vor ihren Augen in den Kopf geschossen ..." Der alte Mann wischt mit der Hand über die Nase, dreht sich ab und geht hustend zur Brandung hinunter. Mohammed Aschmawi ist einer der Zeugen von Teddy Katz, der auch in seiner Untersuchung auftaucht, die von der Universität in Haifa mit einem „sehr gut plus" bewertet worden ist. Er sei ein „Scharlatan", hieß es später hingegen bei Veteranen der Alexandroni-Brigade und seine Arbeit sei das Produkt einer „böswilligen Fantasie". Alles darin sei eine reine „Erfindung". Trotz der Unterstützung vieler Intellektueller in Israel hat sie ihm im letzten Jahr eine Verleumdungsklage eingebracht, der er sich im letzten Monat nur durch einen Widerruf seiner These vor einem Bezirksgericht zu entziehen wusste – um allerdings sofort danach wieder in Berufung zu gehen.

„Denn ich weiß nicht, was mit mir geschehen war und warum ich diese Erklärung unterschrieben habe", sagt er jetzt, „keiner, der mich kennt, kann es verstehen. Und im Kibbutz kennen mich die meisten ja schon von Kind an. Ich hatte doch nur aufgeschrieben, was meine Zeugen gesagt haben. Da kann ich doch jetzt nicht behaupten, dass ich es nicht gehört hätte. Ich verstehe meinen Widerruf selber nicht. Merkwürdige Dinge gehen in letzter Zeit mit mir vor."

Offensichtlich. Vor Gericht haben Anwälte von Mitgliedern der Alexandroni-Brigade in Teddy Katz' Arbeit nachgewiesen, dass die Abschrift seiner Tonbänder nicht überall im Maßstab 1:1 mit dem Wortlaut übereinstimmen würde. „Doch was soll ich dazu sagen? Ich bin doch nicht mal ein richtiger Historiker und kam doch weder im Namen des guten oder bösen Israel zu meiner Entdeckung, sondern allein aus akademischen Gründen. Ich habe mir diese Entdeckung doch nicht ausgesucht. Ich bin doch nur über sie gestolpert, wie man über einen Stein stolpert oder über eine Wurzel, die von einem abgeholzten Baum noch im Boden steckt."

Ja, so könnte man es auch sagen. Die längste Zeit seines Lebens hat Teddy Katz auf dem Feld oder in der Fabrik für den Kibbutz Magal am Fuß des samaritanischen Berglandes gearbeitet. „Mir war es immer gleich, wo ich hingeschickt wurde. Hauptsache, es nützte der Gemeinschaft, an der ich seit meiner Kindheit hänge", erzählt er auf dem Beifahrersitz. 1989 ist seine älteste Tochter mit zwanzig Jahren in der Armee bei einem Autounfall umgekommen. Danach war der Mann jahrelang vor Schmerz wie gelähmt – bis ihn das Kollektiv in einer Art Spätberufung schließlich bat, nach seiner Karriere auf den Hügeln und Feldern des Landes doch noch einmal eine akademische Laufbahn einzuschlagen. „So schrieb ich mich also für nahöstliche Geschichte ein und hätte gern etwas über die Lokalgeschichte Haifas gemacht, wo ich 1943 geboren bin. Denn ich habe doch keine Probleme mit der Rechtfertigung Israels."

Umso mehr habe ihn deshalb auch der Vorwurf der Verleumdung verletzt. „Wie sollte es mir in den Sinn kommen, irgendjemanden zu verleumden? Ich weiß noch genau, wie ich nach meinen Interviews mit den vertriebenen Palästinensern schließlich vor den alten Soldaten saß und mich bei meinen Befragungen insgeheim immer wieder fragte: Sind das Mörder? Sollen das Killer gewesen sein? Unmöglich, antwortete ich mir immer wieder. Das waren doch allesamt Männer, wie man sie hier ‚das Salz der Erde' nennt. Ohne sie und ihre Kämpfe würde Israel nicht existieren."

Nur ihr Schweigen bei den Details habe ihn schließlich immer mehr erschreckt. „Klar schien: Irgendetwas war hier geschehen. Doch was genau? Und warum? Das weiß ich selber nicht. Einer fing immer wieder von den Deutschen zu sprechen an, gegen die er in Europa gekämpft hatte, obwohl ich ihn überhaupt nicht danach gefragt hatte. Ein anderer erzählte, dass nicht weit von hier Soldaten gefunden worden waren, denen das abgeschnittene Geschlechtsteil in den Mund gesteckt worden war. Wieder ein anderer sagte: ‚In jedem Regiment gibt es wilde Bestien.' Und noch ein anderer, er habe später Monate lang schlecht geschlafen. Es war ein Krieg wie alle Kriege, es war ein schmutziger Krieg."

Lange vor seiner akademischen Karriere hat Teddy Katz vierzehn Jahre lang die Schafe seines Kibbutzes gehütet, gemolken, geschoren und seinen Lieblingstieren sogar eigene Namen gegeben. Er erscheint viel zu sanft hinter seinem gewaltigen Schnurrbart, jedoch mit einem Händedruck, als könnte er noch heute mit einer Hand einen Hammel hochheben. Ist eine staubige Straße, darüber der Blick auf die offene See, daneben Gerüchte in den Nachbardörfern, dazu eine Verleumdungsklage in Berufung alles, was von Tantura übrig geblieben ist? Er weiß es nicht, keiner weiß es. Nach Massengräbern ist hier nie gegraben worden. „Der Fall Teddy Katz würde vor dem Hintergrund der immer lauteren Rufe der Palästinenser aufgerollt werden, dass Israel endlich seine Schuld akzeptiert und Verantwortung für die palästinensische Tragödie übernimmt", schrieb Tom Segev im letzten Dezember in der Haaretz. Es ist lange her. Damals schien vielen Israelis auch der Friede noch immer in Reichweite. War der Blick in die Vergangenheit und Zukunft vielleicht zu scharf, zu angestrengt? Und das Licht zu hell? Haben sich darum die Augen wieder geschlossen? Ist es deshalb jetzt wieder so dunkel?

Der Gipfel des Golgatha

11. April 2001

Am letzten Karfreitag fiel plötzlich dichter Nebel am Nachmittag über die Stadt, deren Licht so oft heller glänzt als an irgendeinem anderen Ort der Erde. Vor sechs Jahren wurde es hier sogar am helllichten Tag so dunkel, dass man kaum noch das nächste Haus erkannte. Es war zum Fürchten: die Sonne ein blasser Fleck in der Dunkelheit, weinende Kinder in den Nachbarhäusern, bedrückendes Atemanhalten der Schöpfung, Weltuntergangsstimmung. Seit alters her holt der „Chamsin" die Stadt im Frühling mit solchen Naturerscheinungen heim, in denen der Wüstenwind den Blick der Jerusalemiter mit puderfeinem Staub trübt und verstellt, den Verstand narrt und ihre Seelen ängstigt. „Es war etwa um die sechste Stunde", schreibt der Evangelist Lukas über den ersten Karfreitag, „als eine Finsternis über das ganze Land hereinbrach. Sie dauerte bis zur neunten Stunde. Die Sonne verdunkelte sich", als Jesus mit einem lauten Schrei den Geist aushauchte.

Wer den Ort dieser Hinrichtung heute aufsucht, überschreitet mit dem Schritt durch die Pforte der Grabeskirche auch gleichzeitig eine Schwelle der Zeit um eine Stunde nach rückwärts. Denn innerhalb dieses Hauses gibt es keine Sommerzeit, wo sich der Status quo nicht nur auf die einzelnen Säulen, Kacheln und Fliesen erstreckt, sondern auch auf alle Stunden und Minuten: Da darf und wird nichts geändert oder verändert werden. Mitten in der Altstadt ist dieser Ort eine Insel mit eigener Zeit. Im 4. Jahrhundert haben Einheimische die Mutter Kaiser Konstantins hier erstmals an das Versteck geführt, wo sie seit dreihundert Jahren das Kreuz Christi verborgen gehalten hatten.

Doch erst im Jahr 1987 erteilte der griechische Patriarch den Archäologen Lavas und Mitropoulos den Auftrag, die Golgotha-Kapelle noch einmal gründlich zu untersuchen, die sich gleich rechts hinter dem Portal über einer steilen Treppe im ersten Stock befindet. Als die Wissenschaftler dort die Bodenabdeckung um den Altar entfernten, legten sie den Gipfel eines zehn Meter hohen Felsens in der Form eines Schädels in einem alten Steinbruch frei, der hier seit der Zeit der Kreuzfahrer unter Verputz und Marmorplatten abgedeckt geblieben war. Von einer starken Glasplatte geschützt, sind die Ausgrabungen heute von jedem Besucher selbst in Augenschein zu nehmen, leider besonders gut in diesen kriegerischen Tagen, wo Besucher oft ganz allein vor dem Gipfel stehen, den im Frieden etwa 6000 Pilger pro Tag besucht haben. Neben dem leeren Grab Christi ist es der heiligste Ort der Christenheit: ein großer grober Klotz aus grauem Kalkstein. Darin auf dem

Gipfel eine künstliche Vertiefung, darin die Reste eines grob behauenen steinernen Rings.

Diente er wohl einmal zur Verankerung eines senkrechten Pfahls? Das wird keiner behaupten dürfen. War es aber so, dann muss man sich diesen Balken als rohes ungeschältes Rundholz vorstellen, keineswegs länger als drei Meter. Wer an ihm gehangen hat, muss unmittelbar vor den Augen der nächsten Zuschauer zu Tode gekommen sein, nicht in großer und vornehmer Höhe. Ein Meter weiter rechts durchzieht ein tiefer Riss den Gipfel von Ost nach West bis hinunter in den Fuß des Gesteins. „Die Erde bebte und die Felsen spalteten sich", schreibt Matthäus in seinem Passionsbericht. „Als der Hauptmann und die Männer, die mit ihm zusammen Jesus bewachten, das Erdbeben bemerkten und sahen, was geschah, erschraken sie sehr und sagten: Wahrhaftig, das war Gottes Sohn."

Wahrhaftig war er aber auch der Sohn seiner Mutter, die auf diesem Gipfel nur ganz nah dabeigestanden sein konnte, als er an Kopf und allen Gliedern blutend vor ihren Augen erstickte. Das enge Plateau ließ ja kaum Platz für Zuschauer, wo jetzt eine portugiesische Rokoko-Madonna in tränenlosem Entsetzen an sie erinnert, ihr Herz von einem Schwert durchbohrt: „Stabat mater." – „Am frühen Nachmittag begann im Tempel die feierliche Liturgie zur Vorbereitung des Pessachfestes", schrieb Gerhard Kroll im Jahr 1964 in Leipzig in der DDR über diese Stunde. „Vor den Augen des Hohenpriesters wurde ein makelloses Opferlamm geschlachtet. Dann versammelten sich die Ältesten der vierundzwanzig Priesterordnungen und es begann das hochheilige Sühneritual des Pascharüsttages. Josephus schätzt die Zahl der Lämmer, die dabei geschlachtet wurden, auf 18.000. – Posaunen und Hornsignale verkündeten weithin hörbar das große Ereignis, dass Gott an seinem blutbesprengten Opferaltar mit seinem Volk Frieden und Versöhnung schloss – während draußen vor dem Tor der Stadt das wahre Lamm Gottes verblutete, von seinem Volk nicht erkannt, von seinen Jüngern verlassen, nur von einigen Frauen und einem Apostel beweint."

Kalkylia hinter dem Ben-Gurion-Airport

1. Mai 2001

Zwischen dem roh betonierten Rathaus von Kalkylia im Westjordanland und den Wellen des Mittelmeeres am Strand von Herzliya in Israel liegen nur knapp fünfzehn Kilometer und zwei verschiedene Welten. Kalkylia ist so etwas wie der palästinensische Hosenknopf auf der Wespentaille des alten Israel und wurde deshalb 1967 im Sturm überrannt. Danach haben die Israelis den Ort vor allem der unbehandelten und billigen Orangen und Zitronen wegen schätzen gelernt. In diesen Tagen aber ist das weiß-graue Kalkylia zwischen den flachen Hügeln nur noch berühmt wegen der Trostlosigkeit seiner Lage und weil das besetzte Westjordanland nirgendwo näher an die glitzernde Metropole des Judenstaates heranreicht.

Am Montag wurde die völlig abgeriegelte Kleinstadt nach 30 Tagen wieder erstmals an seinem östlichen Ausgang für einen bescheidenen Personen- und Güterverkehr geöffnet. In den sieben Monaten davor war Kalkylia nur an fünfzig Tagen durch strenge Kontrollen hindurch zu betreten, und für

Israelis völlig tabu, deren Soldaten alle Zufahrten in den Ort mit Betonriegeln und Waffengewalt abriegelten. „Es ist ein beschissener Job“, sagt einer der Reservisten, die heute hier Dienst tun müssen. „Wir sind zu alt für die Sicherheitswesten. Die Dinger wiegen allein fünfzehn Pfund. Wir haben überhaupt keinen Kampfgeist mehr. Das einzig Gute ist, dass die Sonne nicht scheint.“ Dafür weht jetzt ein drückend heißer Wüstenwind von den Bergen herunter auf das Meer zu, der jede Bewegung zur Qual macht. „Doch was sollen wir tun? Gestern Nacht ist da hinten wieder geschossen worden.“ Und was würde er tun, wenn er Einwohner Kalkylias wäre? „Dann wäre ich wahrscheinlich ein Kommandeur der Tansim“, lacht er und winkt einen Benzintransporter durch den Checkpoint.

Es stinkt nach Aas hinter der nächsten Kurve. Die meisten Läden sind verriegelt. Eselfuhrwerke haben den Verkehr zum großen Teil wieder übernommen. Auf der Hauptstraße lassen zwei Buben einen Drachen in den gelben Wind hochsteigen. Mohammed Zahran, der Bürgermeister Kalkylias, hat nicht viel Zeit. Er ist zu einer Konferenz zweier Städtepartnerschafts-Verbände nach Rio eingeladen, und weil er nicht von dem nahen Ben-Gurion-Flughafen aus losfliegen darf, muss er gleich über Nablus, Jericho und die Allenby-Brücke in das jordanische Amman aufbrechen, um morgen früh von dort aus starten zu können, etwa eine Tagesreise weiter. „Was es mit den Schüssen der letzten Nacht auf sich hat, wollen Sie wissen? Das kann ich gern sagen. Letzte Nacht ist wieder ein junger Mann von uns da draußen auf dem Feld erschossen worden. Danach gab es sechs Schüsse von Kalkylia aus. Seit letzten Herbst haben wir hier 14 Erschossene und 2000 Verletzte zu beklagen.“

Die Zusammenstöße nennt Herr Zahran „Demonstrationen", mit denen die Bewohner gegen die Abschnürung protestieren wollten. 6000 Arbeiter dürften nicht zu ihren Arbeitsstellen, 80 Prozent aller Bewohner lebten schon unterhalb der Armutsschwelle, jetzt steige der Diebstahl an, Familien seien getrennt, auch viele gute Beziehungen zu vielen Israelis aus der Nachbarschaft seien zerstört. Selbst zwei seiner Töchter hätten ihn in den letzten Monaten nicht mehr besuchen dürfen. – In einem Nebenzimmer treffen wir Ahmed Hasar, den Chef der Fatah-Bewegung in Kalkylia, vor einem großen Tisch, auf dem Fotos der Todesopfer des Ortes nebeneinander ausgebreitet sind, einen ausnehmend freundlich und besonnen wirkenden Mann, der 21 seiner 52 Jahre in israelischen Gefängnissen verbracht hat. „Dort habe ich sie auswendig kennengelernt", erklärt er ruhig. Gewalt? Von wem gehe sie denn aus? Selbst mit Steinen würden die Palästinenser hier doch nur ihr „legitimes Recht auf Widerstand" in Anspruch nehmen. „Diesen Druck müssen wir aufrechterhalten. Das ist unsere Pflicht unserem Volk gegenüber. Wir haben kaum noch zu essen und keine Medizin mehr. Für unsere Tiere haben wir fast kein Futter. Was könnte Arafat den Menschen da eigentlich anbieten, wenn er versuchen würde, ihnen das Recht zur Demonstration zu verbieten? Würden die Israelis danach die UN-Resolutionen annehmen? Sollen wir mit dem Widerstand aufhören, damit sie sich endlich entspannt zurücklehnen können und wir hier weiter in diesem Desaster verharren?"

Eine staubige Ecke weiter ist die Eingangstür des Lehrers Saleh Schalawits mit Stanniolgirlanden, vertrockneten Palmwedeln, Koranversen und einem stilisierten Abdruck der Ka'aba geschmückt. Eine rote Hand mit ausgestrecktem Zeigefinger links und rechts der Tür erinnert daran, dass es außer Allah keinen Gott gibt und dass in Erinnerung daran das Volk Palästinas genauso eins und einig sein soll. Der Schmuck verrät: Saleh Schalawit ist ein frischer Mekkapilger. Erst im März war er dort, zusammen mit seiner Frau Layla, weil König Fahd von Saudi-Arabien solche Pilgerreisen allen Eltern spendiert, die in der Intifada ein Kind „als Märtyrer" verloren haben, wie diese Toten im Aufstand der Palästinenser gegen Israel vom Westjordanland bis nach Indonesien hin heißen. Layla hat ihrem Mann zehn Kinder geboren. Bis auf den Vater hat keiner von ihnen Arbeit, und während wir bei einem Glas Tee sitzen, kommen nach und nach auch drei Söhne mit wachen Gesichtern in das Zimmer, die taubstumm sind. Baschir aber, ihr siebter Sohn, konnte gut, aber wollte nicht hören, als er am 27. Oktober mit siebzehn Jahren von israelischen Soldaten erschossen wurde.

„Immer wieder habe ich ihm gesagt: Geh nicht hin! Aber ich konnte ihn ja nicht 24 Stunden am Tag kontrollieren. Als die Demonstration die Absperrung erreichte, fingen die Soldaten an zu schießen. Baschir hatte keine Steine geworfen, das fing erst nach seiner Verwundung an, da gab es Steinhagel auf die Soldaten bis tief in die Nacht." Nachdem er mit der Schule fertig war, hatte er nirgendwo Arbeit gefunden. „Er war gelangweilt und er sah hier für sich keine Zukunft mehr", sagt der Vater, als er das Foto hervorholt, auf dem der Sohn mit nacktem Oberkörper auf dem Tisch liegt mit Einschusslöchern links und rechts in der Brust. „Entscheidend für seinen Tod war wohl, dass die Ambulanz nicht zu ihm durchkam. Zwei Stunden lag er verletzt am Checkpoint. Als er im Hospital ankam, war er tot."

In der Ecke des Raumes steht ein großes Plakat, auf dem ein einheimischer Künstler ungelenk das Passfoto des Jugendlichen vergrößert hat. Von draußen dringt der Ruf des Muezzins durch die Vorhänge. Vom Dach ihres Hauses sind trotz des gelben Windes im Westen die Hochhäuser von Tel Aviv mit bloßem Auge zu erkennen. Saleh und Layla Schalawit sind nicht in Kalkylia geboren, sondern „Flüchtlinge von 1948", er aus Jaffa, sie aus Lod, wo jetzt die Flugzeuge auf dem Ben-Gurion-Flughafen starten und landen. Ein Bruder des Lehrers ist 1956 im Sinaifeldzug erschossen worden, sein Vater „verschwand spurlos" 1976 im Sechstagekrieg, als die Israelis Kalkylia eroberten. Jetzt hat es ihren Sohn getroffen. Trotzdem will er keine Rache – anders als seine Frau. „Wenn ich ein Gewehr hätte", sagt sie, „würde ich hinausgehen und schießen. Sie haben meinen Sohn erschossen. Mit mir werden sie keinen Frieden bekommen." – „Nein", widerspricht der weißhaarige Mann ihr da heftig, „wenn Baschirs Tod irgendeinen Sinn haben soll, muss sein Opfer dem Frieden dienen. Dass endlich alle begreifen, dass wir hier sind und die dort und dass keiner das Land verlassen wird. Alle müssen auch wissen: Wir sind nicht die, die die Juden töten. Die Juden sind Opfer. Jetzt sind wir die Opfer der Opfer. Es darf aber keine weiteren Opfer geben." Auch israelische Mütter und Väter dürften keine Kinder mehr verlieren! Kinder zu verlieren, sei zu furchtbar, es sei doch gar nicht zu fassen! „Noch jetzt rufe ich manchmal, wenn ich aufgeregt bin und die Kinder zusammenrufe, vergeblich auch nach ihm, meinem Sohn: Baschir, Baschir ...!"

Herrschaft der Angst

5. Mai 2001

„No fear!“, rufen einem seit Langem – und lange vor der neuen Intifada schon – ungezählte Aufkleber in Israel von zahllosen Autofenstern zu. Nein, nein, diese Sticker dürfe man nicht falsch verstehen, sagt jedoch eine Bekannte aus Tel Aviv; sie seien keine Rufe im Wald, sondern nur der Markenname einer beliebten Bekleidungsfirma. Unter dem Druck täglich messbaren Erfolgs oder Misserfolgs müssen Werbefachleute ihre Nase allerdings noch viel stärker als jeder Leitartikel in der Spur des Zeitgeistes haben. „Keine Angst!“ als Markennamen gibt also noch aufschlussreicher als jeder Leitartikel Auskunft über den seelischen Zustand Israels. Erfolgreich werben lässt sich nur für etwas, was dem Konsumenten offensichtlich fehlt.

Ein Freund aus New York, den wir zum Gebet an die Klagemauer begleitet haben, bekommt deshalb schon am gleichen Abend einen entsetzten Anruf seiner Tochter aus Tel Aviv: Was, an der Klagemauer sei er gewesen und danach ohne Waffenschutz sogar auf dem Ölberg in Ostjerusalem?! Sei er denn lebensmüde?! Am nächsten Morgen fasst mich auf dem täglichen Weg zum Bäcker ein russischer Einwanderer am Arm und fragt, auf welchem Weg er hier sicher in den Westen Jerusalems kommen könne. Im ganzen Stadtgebiet haben die Briefkästen aus Sicherheitsgründen so dünne Schlitze, dass man jeden Brief, der dicker ist als ein Markstück, persönlich auf dem Postamt aufgeben muss – wo man sich dann in der Warteschlange eine halbe Stunde lang Gedanken über die beherrschendste Kraft der himmlischen Stadt machen kann. Das ist die Angst, eine durch und durch irrationale Größe.

Sie ist allgegenwärtig – und wächst dennoch von Tag zu Tag mehr, je mehr die Israelis die Palästinenser in den abgesperrten Gebieten aus den Augen verlieren. Die Furcht wird größer, je unbekannter Palästina wird (das jetzt schon fast nur noch als eine einzige Terrorzelle wahrgenommen wird, aber nicht mehr als eine eigene Nation, die vor allem unabhängig und in Würde leben will).

Das Phänomen ist mittlerweile so überdeutlich geworden, dass die Zeitung Ha'aretz ihr in ihrer Pessach-Ausgabe eine eigene Seite unter dem deutschen Titel „Angst" eingeräumt hat. In den letzten Monaten ist deshalb auch wieder die Zahl der Israelis sprunghaft gestiegen, die einen deutschen Pass beantragt und bekommen haben, deren Großeltern einmal Deutsche waren. Im letzten Golfkrieg hatte das gleiche Motiv viele Zehntausende aus dem Land vertrieben. „Sehen Sie", deuten viele Palästinenser diesen Vorgang völlig falsch, „die Israelis machen sich gar nicht wirklich etwas aus diesem Land. In der Tiefe glauben sie selber nicht, dass es ihnen gehört." Dieser Trugschluss konnte jedoch noch einmal zur allerletzten Täuschung der Palästinenser werden. Denn die Liebe zum Land ist es nicht, was den Israelis fehlt. Das ist vielmehr die Freiheit von Angst, die viele historische und reale – aber natürlich auch manche eingebildete Ursachen hat. Auch für diesen letzten Fall gilt freilich, was Woody Allen einmal beobachtet hat: „Selbst der Paranoide hat wirkliche Feinde" (von denen er sich bisweilen nicht wenige selber schafft, wie man vielleicht noch hinzufügen muss.) Und wirkliche Feinde hatte Israel schon immer reichlich.

Als vor zehn Jahren irakische Scuds auf Tel Aviv niedergingen und Sirenen im ganzen Land vor einem Gasangriff warnten, erstickten mehrere Israelis unter den Gasmasken aus Angst vor dem irakischen Giftgas, das vielleicht – wenn auch damals Gottseidank noch nicht! – die frische Luft um sie herum verpestete. Ja, Angst kann töten. Sie kann einen selbst umbringen und andere, immer wieder.

Und selbst vom schwächsten Gegner ist sie leider nur allzu leicht und immer wieder fast ohne Kosten anzufachen.

Das ist vielleicht das schrecklichste Dilemma des tragischen Konflikts zwischen den fast wehrlosen Palästinensern und der stärksten Militärmacht des Nahen Ostens. Die Angst der Israelis könnte selbst eine Handvoll Palästinenser fast zum Nulltarif wachhalten und anheizen. Denn unter dem Dröhnen ihrer Kampfhubschrauber ist die Angst die wahrhaft weiche Flanke des Judenstaates. Über sie lässt sich Israel mit einem einzigen schlecht gezielten Schuss zu Artilleriegefechten provozieren und mit blind abgefeuerten Mörsergranaten zum Einmarsch in Gaza und der Zerstörung von achtzehn Häusern und Obstgärten in einer Nacht. Denn vor allem arbeitet die Angst immer ihrer fürchterlichen Schwester zu: dem Sicherheitswahn, der alles, jedoch nur keine Sicherheit garantieren kann. Der Teufelskreis im Heiligen Land beginnt jedoch immer wieder mit der Angst.

Diese existenzielle Furcht lässt sich durch das Wehen von Abertausenden blau-weißer Fahnen und Fähnchen nicht wegwedeln, mit denen sich eine unübersehbare Anzahl von Israelis jedes Jahr von Neuem zum Unabhängigkeitstag Mut zufächeln möchte. Weit gefährlicher als solche offene ist jedoch die getarnte Furcht. Denn Angst hat ja viele Gesichter und in ihrer gefährlichsten Form kommt sie meist blitzgescheit daher. „Nein, wir sind hier keine Besatzer", versuchte Dr. Uzi Landau, der neue Minister für die innere Sicherheit im Kabinett der Scharon-Regierung, vor Kurzem im Brustton der Überzeugung die Lage im Westjordanland und dem Gazastreifen zu erklären, „wir haben dort nur ein arabisches Minderheitenproblem." Was aber bedroht das wohlverstandene Interesse Israels heute mehr als die Angst vor der Wahrheit? Angst ist immer und überall eine schlechte Ratgeberin. Zwischen Jordan und Mittelmeer hat sie leider in einer Zeit, wo das Land nichts nötiger hätte als mutige und historische Entscheidungen, gespenstisch große Macht gewonnen.

Alte Helme im Wüstensand

18. Mai 2001

Sicherheit ist relativ. Kurz vor dem Davidsturm hatte uns eine Bekannte auf dem Heimweg kurz aufgehalten, vielleicht vier Minuten lang, als zweihundert Meter weiter die Bombe hochging. Die Stadtmauer warf das Echo der Detonation über die ganze Stadt zurück. Vögel flatterten auf, Rauch stieg durch eine Baumkrone vor dem Jaffator in den Abendhimmel hoch, orthodoxe Beter liefen entsetzt zusammen, die auf diesem Weg jeden Freitag zur Klagemauer in der Altstadt hin- und zurückströmen. Wie durch ein Wunder war keiner verletzt worden. Oder war es diesmal vielleicht ziel- und sekundengenauer Berechnung zu verdanken? Wer hatte die Bombe gezündet und von wo? Sah uns der Mann am Drücker mit Handy vielleicht jetzt noch zu, als wir uns über die Splitter beugten, die hier nur Äste abgerissen und die Baumrinde verletzt hatten? Bevor die Polizei mit ihren Sprengstoffexperten und Ambulanzen und allen Sirenen Jerusalems da war und die Promenade mit Gebrüll und nervösem Geschrei bis um Mitternacht absperrte, gingen ein paar Passanten schon wütend auf den Reporter los, weil er zu der Zunft gehört, die hier „nie die Wahrheit" aufschreibt, wie zwei wütende Männer mit fuchtelnden Fäusten erklärten.

Verrätersuche mit entsprechenden Beschimpfungen bildet die neueste Sportart Israels, so uralt wie in den Tagen der Zeloten in ihrem Aufstand gegen die Römer. Die Ausdrücke, die dabei selbst auf der Kabinettsebene fallen, schreiben sich gerade selbst zu einem gruseligen neuen Kapitel der langen Stadtgeschichte zusammen. In der Jerusalem Post wurden in der letzten Woche Anzeigen gegen die Nachrichtensender CNN und BBC wegen ihrer „einseitigen" Berichterstattung geschaltet. Von der Bombe vor dem Jaffator aber suche ich vergeblich eine Notiz in der Presse. Und auch von der Bombe vorgestern Nachmittag gegenüber auf dem Busbahnhof (wieder ohne Verletzte) suche ich vergeblich am nächsten Tag eine Nachricht. Die Zeitungen sind täglich blutigeren Reportagen und Berichten vorbehalten als Bomben, die nur sich selbst zerstören. In der Altstadt aber wird natürlich gleich wieder über die Hintergründe der mysteriösen Anschläge getuschelt, nicht gerade mit mehr und genaueren Informationen, wohl aber mit den hier immer üblichen, wild wuchernden Verschwörungsfantasien. Oder sollten es vielleicht doch gar keine Fantasien sein? Auf jeden Fall sind sie so ansteckend wie Windpocken.

Verdächtige Objekte legen deshalb alle paar Tage den Verkehr an immer neuen Kreuzungen lahm. Als ich heute Morgen das Auto vom Parkplatz auf dem Zionsberg wegfahren will, versperrt mir wieder ein Grenzpolizist aus Äthiopien den Weg: Abgesperrt! Bombenalarm! Eine undurchsichtige Tasche muss gesichert werden, bevor der Verkehr wieder abrollen darf. Viele Menschen sind zu dieser Zeit ohnehin noch nicht da. Ein Jogger mit Gebetsfäden an seinem T-Shirt tippelt im Stand weiter vor sich hin, während der junge Mann vom Sprengkommando im Cockpit eines Spezialfahrzeugs mit einem Joystick einen kleinen gelben Panzer in die äußerste Ecke des Parkplatzes dirigiert. Soldaten, die das Gelände sichern sollten, schauen ihm über die Schulter zu, als er schließlich über die Fernbedienung mit drei gezielten Schüssen dort hinten eine abgestellte Tasche unterhalb des Zionstores in Fetzen schießt – so laut, als wären es selbst drei kleine Bomben. In der stehen gelassenen Reisetasche ist von einer Videokamera danach nur noch Schrott übrig. Gleichzeitig reißt in Netanya an der Küste ein Selbstmordattentäter sechs Menschen mit einer wirklichen Bombe mit sich in den Tod und verletzt über sechzig andere.

Keiner staunt mehr über die Nachricht. Die Bedrohung kommt täglich näher und nichts lässt sich dagegen tun. Auch wenn Ariel Scharon die letzte Wahl damit gewonnen hat: Hier Sicherheit zu versprechen, ist noch verrückter als die meisten Nachrichten dieser Tage im unheilbar Heiligen Land – wo selbst das Wetter in den letzten Wochen offensichtlich verrückt gespielt hat. So kühl und kalt wie diesmal war es im Mai schon lange nicht mehr zwischen Jordan und Mittelmeer, kälter als im Januar und Februar – und dazwischen drückend heiße Wüstenwindtage. Vor zwei Wochen wurde es tagsüber so gespenstisch dunkel, dass der Himmel einer einzigen fahl beleuchteten Höhle glich. Am nächsten Morgen setzten gewaltige Sturzregen das Land unter Wasser, rissen Straßen und Mauern mit und in der Wüste viele neue Wadis auf. Vor En Gedi am Toten Meer war nach einer dieser Fluten am Straßenrand ein verbeulter englischer Helm in einem Dornbusch hängen geblieben, wie wir sie aus den Fotos der Kämpfe Montgomerys gegen Rommel in Afrika kennen. Ob er aus dem Unabhängigkeitskrieg von 1948 stammt? Zwanzig Meter weiter hing ein zerschossener Helm in einer Düne fest, wie Dayan ihn bei der Eroberung Jerusalems getragen hat – vielleicht von 1967? Seit über 100 Jahren gibt es in diesem Land keine Sicherheit. Und unklarer als jetzt war es schon lange nicht mehr, was kommende Sturzfluten in fünfzig Jahren wohl von dieser Zeit und Generation aus dem Sand herausspülen werden.

Feinde – Die Geschichte einer Liebe zweier Völker zu einem Land

13. Juni 2001

Schon im letzten Jahr, noch mitten im Frieden, hat meine Frau die Zeitungen hier immer mit dem gleichen Gesichtsausdruck gelesen wie früher in Deutschland einmal die eiskalten Krimis von Patricia Highsmith. In diesem heißen Sommer sind die Tage nun so geworden, dass wir die Zeitung jeden Morgen am liebsten gar nicht mehr aufschlagen möchten, um nicht erfahren zu müssen, dass der brüchige Waffenstillstand letzte Nacht womöglich wieder vollends eingestürzt ist.

So gesehen, war die letzte Woche eine gute Woche. Letzte Nacht haben Unbekannte uns nur zwei große Davidsterne links und rechts neben unsere Haustür auf die Wand gesprüht und östlich vom Ölberg ist ein griechischer Mönch auf dem Weg nach Jericho erschossen worden, Gott sei Dank für keinen ein Grund zur Vergeltung. Düstere Einigkeit hat das Land erfasst. Vom Briefträger und Nachbarn bis hin zu alten und neuen Freunden und Kollegen sind alle der Meinung, dass die Lage hoffnungslos ist und die Menschen zwischen Jordan und Meer einmütig resigniert auf einen Krieg warten, von dessen Sinnlosigkeit jetzt schon alle überzeugt sind. Was könnte er Palästina schon bringen? Und könnte er für Israel ein anderes Kriegsziel haben, als die alte trügerische Ruhe wiederherzustellen?

„Du kannst ihnen einfach nicht trauen", sagen israelische und palästinensische Taxifahrer in gespenstischem Gleichklang über ihre Kollegen aus dem Ost- oder Westteil der Stadt (die man natürlich immer gleichermaßen daran erinnern muss, den Taxameter anzustellen). „Es gibt eine enorme Kluft zwischen uns und unseren Feinden", hat Präsident Katzav kürzlich erklärt, „als lebten nur einige hundert Meter entfernt von uns Leute, die nicht nur zu einem anderen Kontinent gehören und nicht einmal zum gleichen Planeten, sondern zu einer anderen Galaxis, zu einer völlig verschiedenen Welt." Da mag etwas dran sein. Dennoch beginnt die fremde Galaxis jeweils gleich vor der Haustür, wo Ausländer immer noch das Privileg genießen, überall problemlos die offenen und unsichtbaren Frontlinien zu passieren und hier wie da die Wut, die Trauer und den Hass beobachten zu dürfen – und zu erleben, wie spiegelbildlich die Feinde sich doch oft ähneln.

Kinder tanzen hier wie da an Flammen entlang. Auf beiden Seiten sind die Kämpfer jung, schießwütig und kampfeslustig. Und doch ist es nicht Räuber und Gendarm, was sie spielen. Es sind nicht die Guten gegen die Bösen. Es sind zwei Völker, im Guten wie im Bösen, die heute um das Land streiten, wo schon vor 3000 Jahren im Buch der Bücher festgehalten wurde, dass Gott die Menschen nach seinem Ebenbild erschaffen hat – und nicht als Juden oder Palästinenser. Vielleicht muss dieser Schlüssel darum heute ja auch gerade hier in einem letzten fürchterlichen Experiment erhärtet werden. Denn gewiss ist dies: Wenn die Waffenkammern leer sind und auch die Arsenale der Propagandaindustrien, werden beide Nationen gleich hinter der Anfangsfrage, wie sie denn in Frieden auf diesem engen Landstreifen miteinander wohnen können, den sie so verzweifelt lieben, wieder vor der Erkenntnis stehen: „Der andere – er ist wie du."

Das Zittern des Zionsberges

13. Juli 2001

Es kann lange dauern, bis man begreift, was die eigenen Augen sehen. Unser Lieblingsplatz in Jerusalem ist eine kleine Steinmauer auf dem Scopusberg, fünfzig Meter rechts unterhalb des südöstlichen Aussichtspunktes bei der Hebräischen Universität – am Rand des kleinen Pinienhains neben der Martin-Buber-Straße, die von dort zum Ölberg hinüberläuft. Eine Baumkrone gibt durchsichtigen Schatten, die Luft ist harzig. Nirgendwo ist der Wind frischer, selbst in großer Sommerhitze. Hier haben wir abends oft gesessen und auch an manchem Sabbatmorgen. Links erhebt sich der Aussichtsturm der Universität, dreihundert Meter weiter rechts führt ein Beduine seine Schafe über die Hügel. An klaren Tagen geht der Blick bis zum Toten Meer hinunter und zu den roten Bergen Jordaniens hinüber und das ganze Jahr über können sich die Augen hier kaum sattsehen an den Hügeln der Judäischen Wüste. Es ist eine wahrhaft biblische Landschaft, fast schon ein Fall für die UNESCO. Einen Kilometer weiter und tiefer zieht sich das Band der östlichen Umgehungsstraße vom Norden nach Süden durch die Hügel nach Jericho hinunter, davor schauen wir auf die Kerbe eines antiken aufgelassenen Steinbruchs. Und ein wenig näher beobachteten wir im letzten Jahr, wie schwere Laster und Baumaschinen an einem zeitgenössischen und natürlich viel größeren Steinbruch hin- und herrangierten, an dessen Rand blau blühende Disteln Anfang Juli die Augen erfreuten, von denen sich meine Frau am letzten Sabbat einen Strauß für den Sonntagstisch wünschte. Da erst mussten wir plötzlich entdecken, dass der Steinbruch kein Steinbruch war, sondern die Baustelle einer vierspurigen Autoschnellstraße, die da unten durch die biblische Landschaft und zwei große neue Tunnelröhren geradewegs unter unserem Lieblingsplatz hindurch verlegt werden soll. Offensichtlich ist es die neueste Abkürzung, mit der die große Siedlung Ma'ale Adumim im Osten noch enger an das Straßennetz Westjerusalems angebunden wird, etwa fünfhundert Meter neben der alten Straße, die auch vom Osten in den Westen führt, jedoch durch das palästinensische Dorf E-Tur.

Der Fall ist weder neu noch eine Ausnahme. Umgehungsstraßen verbinden im Westjordanland schon lange die meisten israelischen Siedlungen untereinander und an allen palästinensischen Dörfern vorbei. Nun aber hat die Scharon-Regierung Pläne verkündet, dass sie – der Sicherheit der Siedler zuliebe – ein ganz eigenes und unabhängiges Straßennetz in den besetzten Gebieten installieren will, das für Palästinenser vollkommen gesperrt und tabu sein soll. Die genauen Pläne sollen nächste Woche vorgelegt werden. Über die Landkarte Palästinas und des Gazastreifens soll praktisch eine eigene Landkarte Israels gelegt werden, um in der „Schlacht um die Straßen" im Feindesland jedem Schuss und Hinterhalt der Palästinenser wirksam auszuweichen. Freie Fahrt für freie Israelis, in Tel Aviv wie in Gaza!

Um dieser freien Fahrt willen müssen freilich für alle israelischen Bürger im Gazastreifen vor jedem Reiseantritt Militäreskorten obligatorisch angefordert werden. Schwer gepanzerte Busse der Armee regeln den kleinen Personenverkehr durch das überdicht von Palästinensern bewohnte Gebiet von den Grenzzäunen bis hinter die Stacheldrahtrollen, mit denen sich die Siedlungen umgeben. Jetzt wurden von der Regierung 200 Millionen Schekel an Zuschüssen bewilligt, um auch die Privatautos der Siedler noch einmal nachträglich zu panzern. Links und rechts besonders kritischer und unübersichtlicher Kurven des alten Straßensystems ist es seit Langem Brauch der Armee, um der freien Aussicht willen ganze Obst- oder Olivenplantagen auszureißen – oder Häuser mit allem Inventar niederzuwalzen und dem Erdboden gleichzumachen, weil sie der Durchgangsstraße zu gefährlich nahestanden –, wie letzte Woche wieder im Fall von zehn Familienhäusern in dem Flüchtlingslager Rafah.

Dem gleichen Geist verdanken sich auch die Geröllberge mitten auf dem Asphalt vieler Abzweigungen dieses Verkehrssystems, mit denen seit letztem November zahllose Nebenstraßen im Westjordanland von den Hauptdurchgangsstraßen abgeschnitten werden – oder die Fels- und Betonklötze und Checkpoints, die die Eingänge der arabischen Städte einzeln verriegeln. Es sind allesamt Maßnahmen, mit denen die Palästinenser von Stadt zu Stadt und dem eigenen Land abgetrennt werden, das sie seit Jahrhunderten bewohnen. Eine Stadt wie Jericho umgibt deshalb seit Wochen noch ein zwei Meter tiefer Graben, der verhindern soll, dass auch nur ein einziger Eselskarren unkontrolliert in die brütend heiße Stadt hinein- oder hinausgeschoben werden kann – alles um der Sicherheit Israels willen. Das Projekt wirkt so künstlich, dass europäische Augen es am liebsten zunächst für ein Stück besonders gelungener Land-Art halten möchten, bis ihnen gewahr wird, dass es eine einzige barbarische Wunde bildet, die heute das Land zerreißt. Dennoch will sich der Verstand nachhaltig dagegen sperren, dass der Bulldozer zum bevorzugten Instrument der israelischen Politik in den besetzten Gebieten geworden ist, und zwar nicht im metaphorischen, sondern im wörtlichen Sinn. Es ist, als wäre der Vogel Strauß darüber inzwischen auch zum Wappentier des intelligentesten Volkes der Erde geworden.

„Zittert der Berg nicht leicht?", fragte meine Frau noch letzte Woche auf unserem liebsten Platz. Unsinn, sagte ich, das sind nur die Nerven. Ich hatte nichts gespürt. Tatsächlich zittert der ganze Berg Zion aber wohl schon eine geraume Zeit. „Wir haben drei Milliarden Schekel in die Umgehungsstraßen investiert", sagte Schimon Peres am selben Abend. „Hätten wir das Geld in die palästinensische Wirtschaft investiert, gäbe es mehr Sicherheit auf unseren Straßen. Wenn wir das Los in den Gebieten nicht erleichtern, fliegen sie uns noch um die Ohren. Denn nichts nährt den Terror mehr als Armut, Hunger und Erniedrigung.“ Eine einsame Stimme. Die Stunde der Wahrheit war es freilich noch nicht, der Israel auf so vielen Umgehungsstraßen auszuweichen versucht. Sie kann erst schlagen, wenn wirklich begriffen wird, was hier jeder sieht: dass die Besetzung der Westbank das Sicherheitsproblem N° 1 des Heiligen Landes ist.

Nachbarn

18. Juli 2001

Der Scopusberg und der Ölberg sind ein topografhischer Zwilling: Sie bilden den nördlichen und südlichen Kopf eines länglichen Hügels im Osten der Jerusalemer Altstadt, über dessen Passstraße exakt die Wasserscheide zwischen Mittelmeer und Totem Meer verläuft. Der Scopusberg ist schon seit den 1920er-Jahren jüdisch, als Professoren aus Europa da die Hebräische Universität eröffneten; der Gipfel des Ölberges ist immer palästinensisch geblieben. Gil Yaron und Issa Sseyn Mansour waren dort oben Nachbarn, als ich sie kennenlernte. Da leistete Gil Yaron noch auf dem Scopusberg ein Dienstjahr als angehender Arzt in der alten Hadassah-Klinik ab, inzwischen setzt er seine Ausbildung in Ein Karem fort und wohnt in einer Maisonette-Wohnung in Mevasseret, einer wundervollen Neubausiedlung westlich von Jerusalem. Issa Sseyn Mansour hingegen lebt und arbeitet weiter auf seinem Platz fünfhundert Meter neben der Universität und will dieses Stück Erde nie mehr verlassen. Gil Yaron ist 28, spricht fließend deutsch, englisch, französisch und hebräisch, dazu arabisch und italienisch und findet trotz seiner Ausbildung noch Zeit für gelegentliche Artikel für die „Illustrierte Neue Welt", die Theodor Herzl 1897 in Wien gegründet hat. – Issa Sseyn Mansour ist über 60, Analphabet, kann außer Arabisch nur ein paar Brocken Hebräisch und wohnt in einem Holzverschlag mit offenen Fenstern und herrlicher Aussicht, zwischen mehreren Gattern, in denen er seine Tiere untergebracht hat. Ziegen meckern draußen, dann schreit ein Esel, Hähne krähen und seine Tochter treibt mit einer Staubwolke die Schafe in den Corral. Seine Frau serviert süßen Tee, wie Gil Yaron, der dazu noch eine Schale mit frischen Kirschen zum Interview bereitgestellt hat. Der Zufall hatte die beiden zu Nachbarn gemacht, zufällig wurden sie auch für diese beiden Porträts ausgewählt.

Gil Yaron

Ich bin in Israel geboren, in Düsseldorf aufgewachsen und habe mich mit 19 entschlossen, hier einzuwandern. Meine Eltern sind deutschstämmige Israelis. Der Großvater mütterlicherseits kam aus Aachen, die Großmutter aus der Bukovina. Meine Großmutter väterlicherseits aus Nordhausen und der Großvater aus Litauen. Alle haben 1933 Deutschland verlassen. Von der Familie meines Vaters hat kein Einziger überlebt. Von der Familie der Mutter sind die meisten im Vilnaer Ghetto umgekommen oder deportiert und dann ermordet worden.

In Düsseldorf war ich der jüdischen Gemeinde nicht sehr verbunden, aber auch der Gesellschaft fremd. Mit den individualistischen Werten der westlichen Welt konnte ich mich kaum identifizieren. Also bin ich hergekommen, wo man zusammen mit anderen etwas erreichen möchte, kurz, weil Israel neben Kuba wohl die letzte Utopie ist. Mit diesem Land habe ich mein Schicksal unwiderruflich verbunden. Was mit den anderen 6 Millionen Israelis passiert, soll auch mir passieren. – Arabisch habe ich gelernt, weil 20 Prozent unserer Bevölkerung Araber sind und ich sie verstehen möchte. Araber empfinden Krankheiten zum Beispiel anders und beklagen sich ganz anders. Im Krankenhaus reden wir vom CBS-Syndrom. CBS ist eine Abkürzung für „culubusha", das heißt: „alles tut weh", etwa bei Frauen, die oft herkommen und seelische Probleme haben. Du fragst sie, was tut weh, und sie sagen „alles tut weh", wo ein jüdischer Patient die Symptome und Schmerzen genau wie nach einem Lehrbuch beschreiben würde. Ähnlich ist es bei der Behandlung. Sie sagen dir, gestern und vorgestern habe ich keine Tabletten genommen, dafür nehme ich heute drei. Du fragst einen arabischen Patienten, was fehlt, und er sagt: „Allhamdulillah". Das heißt „Gott sei gepriesen". Wenn eine Frau mit einer Infusion in der Lunge im Bett liegt und kaum atmen kann und du fragst sie: geht's dir jetzt besser?, dann sagt sie: „Allhamdulillah!" Du weißt nicht, ob es ihr wirklich besser geht. Es kann auch sein, dass sie in 10 Minuten stirbt, aber Gott sei gepriesen.

Ich glaube deshalb, hier gibt es nicht nur eine Wahrheit, sondern viele Wahrheiten. Und mit dem Recht ist es genauso. Die Palästinenser haben hier Tausende von Jahren gelebt und auf einmal kommt ein fremdes Volk zu ihnen und sagt: Hört mal zu, das war mal unser Land, und auf einmal finden sie sich woanders wieder. Natürlich haben sie recht, wenn sie das nicht akzeptieren. Genauso haben wir Juden recht, wenn wir sagen: Das ist auch unsere Heimat und irgendwann müsst ihr euch daran gewöhnen. Auf die Vergangenheit zu schauen, hilft deshalb keinem mehr weiter. Da gibt es nie ein Ende des Streits, da kann man immer noch 50 Jahre weiter zurückgehen und immer noch eine andere Wahrheit finden. Wir werden hier aber weiter existieren und das Land aufbauen und versuchen, aus diesem Land ein Musterland zu machen. Israel ist eine brodelnde Gesellschaft, die sich dauernd weiterentwickelt. Deshalb bin ich auch nicht hoffnungslos. Ich bin dankbar, dass man uns noch Arbeit übrig gelassen hat, auch wenn ich beim Zeitunglesen das Gefühl habe, dass die Regierung nicht weiß, wohin sie will: als hätte Israel seine Richtung verloren.

Issa Sseyn Mansour

Ich bin in Ubeidiya bei Bethlehem geboren und habe immer mit Schafen gelebt. Das ist mein Leben. Auf einer Schule war ich nie, aber dafür habe ich Erfahrungen, die andere nicht haben. Manchmal kommen Leute zu mir, die zerstritten sind, damit ich ihren Streit entscheide. Sie sagen, ich kann zwischen ihnen besser Friede stiften als ein Gericht. Früher war ich mit den Tieren Tag und Nacht in der Wüste in der Nähe von Nabi Musa unterwegs. Das war in der jordanischen Zeit. Als die Israelis dann 1967 das Gebiet eroberten, machten sie es zu einem abgesperrten Militärbezirk und deportieren alle Leute, die dort weideten, in die Nähe von Beerscheba, weil es dort einen Beduinenmarkt gibt. Ich weigerte mich, dorthin zu gehen und kam denn in den Siebzigerjahren auf diesen Abhang, weil ich sonst nicht wusste, wohin mit meinen Tieren. Das Land hier gehört einer Famile vom Ölberg, denen ich kein Geld dafür gebe, aber manchmal ein Lamm und Milch oder Käse. Vor allem aber wollen sie haben, dass ich hier bleibe, mit meiner Frau und unseren 8 Kindern, damit ihnen das Land nicht genommen wird. Darum hatten sie mich hierhin eingeladen.

Vor Jahren kamen nun Leute vom Innenministerium zu mir und fragten: Warum bist du hier? Du hast doch keine Erlaubnis, das ist nicht dein Land. Sie sagten mir, dass ich zum Gericht gehen müsse. Ich ging also zum Gericht, nahm mir einen Anwalt, der mich aber betrog und mit dem Anwalt des Ministeriums gemeinsame Sache machte. Gemeinsam sagten sie mir danach, dass ich von hier verschwinden solle oder mindestens 50.000 Schekel zahlen müsste für die Traktoren und Bulldozer und LKW, die sie bräuchten, um meine Sachen von hier abzutransportieren. Sie sagten mir, dass man mich wegschafft, wenn ich nicht von selbst verschwinde. Wir werden dich ins Gefängnis stecken, wenn du deinen Kram hier nicht wegräumst. Da habe ich mir einen neuen jüdischen Anwalt genommen, der jetzt für mein Recht kämpft, hier bleiben zu dürfen. Ich werde von hier nicht mehr weggehen. Ich werde gehen, wenn ich sterbe. Wohin sollte ich auch mit den Tieren gehen?

Es ist kalt im Winter, heiß im Sommer, aber ich bin an dieses Leben gewohnt. Ich liebe den Platz. Wir haben ein Sprichwort im Arabischen, das sagt, egal, wie viel Geld du hast, nachts kannst du doch nur schlafen. Wenn nicht in einem Bett, dann auf einer Matratze, wenn nicht auf einer Matratze, dann auf einer Decke. Wir haben keine Elektrizität. Wir haben TV mit einer Batterie und eine Petroleumlampe. Abends schaue ich mir die Nachrichten an und gehe um 8 Uhr schlafen. Und jetzt will ich auch die Nachrichten nicht mehr sehen. Die Situation war immer schlecht, aber so schlecht wie jetzt war sie noch nie. Gestern Morgen, als ich die Tiere den Abhang hinuntergeführt habe, hat ein Siedler von da unten her das Feuer auf mich eröffnet. Du bewegst dich auf deinen alten Wegen und weißt plötzlich nicht mehr, was dir geschieht. Es kommt jemand im Auto vorbei und schießt auf dich. Hier kann nur noch Gott helfen. Allhamdullilah. Ich weiß nicht, was Israel will. Ich weiß nicht, wohin sie wollen. Ich weiß nur, dass alles in den Händen Gottes ist.

Hilflos in der Allmachtsfalle

20. Juli 2001

Am Abend des 3. Juli hatte das Küchenkabinett Ariel Scharons beschlossen, die „Politik der Zurückhaltung“ solle weiter aufrechterhalten werden. Aber auch die hier in der Presse sogenannte „Assassination Policy“ („Politik der Ermordung“) gesuchter Palästinenser, deren Liste bei der Gelegenheit noch gleich um mehrere namentlich festgehaltene Zielkandidaten erweitert wurde, sollte weitergeführt werden. Mehr Sicherheit hat dieser Beschluss dem Land seitdem jedoch leider nicht gebracht und auch nicht mehr Unterstützung von seinen Freunden. Weder vor dem G-8-Gipfel in Genua und erst recht nicht auf der Tagung der Arabischen Liga in Kairo gab es Signale, die auf ein wachsendes Verständnis solcher Politik hindeuteten, ganz im Gegenteil.

Jetzt werden die Stimmen in Amerika und Europa immer lauter, die unverblümt verlangen, dass endlich internationale Beobachter den sogenannten Waffenstillstand und die Umsetzung des Mitchell-Friedensplanes überwachen sollen. Doch werden solche Beobachter wirklich helfen können? Ihre Präsenz kann vielleicht das Bewusstsein der Staatengemeinschaft dafür schärfen, dass der Konflikt im Heiligen Land durchaus kein innenpolitisches Problem Israels, sondern seinem ganzen Wesen nach ein Konflikt zwischen zwei unversöhnten Nationen ist. Die Israelis hingegen werden sie nicht aus ihrer existenziellen Zwickmühle befreien können. Denn wie kann der Judenstaat sich denn wirksam wehren gegen schweißglänzende Selbstmordattentäter, die vielleicht nur durch ihren fiebrigen Blick oder zu üppige Kleidung in der Sommerhitze auffallen? Etwa durch Panzervorstöße auf Nablus, Dschenin oder Ramallah? Oder durch die ultimative Forderung an Arafat, jeden Terror sofort und für immer zu unterbinden? Wer einmal einen palästinensischen Bürger Hebrons über drei Stunden lang auf der halben Wegstunde nach Jerusalem begleitet hat, weiß, dass diese Forderung jeden Polizeichef der Welt im Gelände der 1000 Sicherheitssperren des Westjordanlandes überfordern würde.

Hilft eine rigorose Trennung der beiden Völker deshalb besser weiter? Im Prinzip schon. Nach der ausgewucherten Siedlungspolitik Israels auf dem Boden Palästinas wäre es freilich einfacher, ein Rührei wieder in zwei Spiegeleier zurückzuverwandeln, als diese Grenze konfliktfrei zu ziehen. Ist Selbstmordmördern also wirklich durch lässige Hubschrauberpiloten am besten beizukommen, die einen Tag nach dem Attentat in Netanya hundert Kilometer weiter in Bethlehem das Haus eines anderen Verdächtigen punktgenau durch rechnergesteuerte Raketen in Schutt und Asche legen? Potenzielle Terroristen aus der Luft rechtzeitig unschädlich zu machen, klingt plausibel. Auf den Trauerfeiern nach solchen Exekutionen per Mausklick kann jedoch jeder Beobachter nicht nur die Terroristen schneller nachwachsen sehen, als in Deutschland im Mai der Spargel sprießt, sondern auch, dass die Politik solcher Vergeltung nur noch als Abwesenheit jeder Politik begriffen werden muss: als Ausdruck völliger Hilflosigkeit. Israel sitzt in der Allmachtsfalle seiner militärischen Erfolgsgeschichte. Gegen alle alten Feinde haben die Israelis sich erfolgreich verteidigen können. Von Damaskus über Bagdad bis Teheran braucht die Atommacht keinen äußeren Feind ernsthaft zu fürchten. Palästina hingegen werden sie bis zum Ende der Tage nicht einmal richtig bekriegen, sondern nur als Besatzungsmacht niederhalten können. Die Palästinenser sind nicht zu vergleichen mit den hochgerüsteteten Feinden Israels von vorgestern und gestern. Daher muss Israel sich nun erstmals selbst besiegen, um mit seinen allerengsten Schicksalsnachbarn einen Frieden ohne Kompromisse zu wagen – im dringend notwendigen Abschied von der aggressiv-kämpferischen Komponente des 100 Jahre alten Zionismus, mit dem sie ihre alte Heimat so erfolgreich neu erobert haben. Denn will Israel wirklich noch weiter fürchten, dass der palästinensische Zwerg die stärkste Militärmacht des Nahen Ostens nach einem umfassenden Friedensschluss weiter ins Meer treiben will? Oder jemals könnte? Muss Israel nicht vielmehr fürchten, dass ihm die dringend notwendige radikale Umkehr zu einer Politik des zivilen Miteinanders nicht gelingt? Dazu aber gibt es für Israel keine Alternative, auch wenn dieser Paradigmenwechsel zurzeit so unwahrscheinlich wie schon seit Jahren nicht mehr scheint.

Alle wahren Freunde Israels können Jerusalem deshalb nicht genug zu diesem radikalen Quantensprung auf den Frieden hindrängen – auch wenn der Rat nicht gelegen kommt. Nicht um der Gerechtigkeit willen. Wohl aber aus Erbarmen mit den Söhnen und Töchtern Israels, die keinen Tag länger im Besatzungsdienst vergiftet und verschlissen werden dürften.

Schmerz

10. August 2001

„Berg der Ruhe“ heißt Har Ha-Menuchot auf Deutsch. Der Hügel ist ein Treppenhaus der Toten Jerusalems vor den Toren der Hauptstadt, mit unzähligen Terrassen, Balkonen, Wegen und Windungen, von denen sich ein einzigartiger Fernblick in das Bergland Judäas öffnet. Dem Friedhofshügel gegenüber liegt der Montjoie, „der Berg der Freude“, wie die Kreuzfahrer ihn genannt haben, weil sie von dort den ersten Blick auf Jerusalem werfen konnten. Aus der Tiefe rauscht der Verkehr der Autobahn nach Tel Aviv vorbei. Der Wind duftet nach frischem Rosmarin. Kaum ein Platz in Jerusalem ist so friedlich wie dieser Friedhof, auf dem heute das Klagen und Schreien und Trauern kein Ende nehmen will.

Schon gestern Abend wurden die ersten Opfer des Terrorattentats unter Klagen beim Mondlicht hier beigesetzt. Jetzt aber werden im gleißenden Sonnenlicht der Vater und die Mutter mit drei Kindern zu Grab getragen, die gestern Mittag noch aus der Siedlung Neria nach Jerusalem fuhren, um dort bei einem Einkaufsbummel und in einem Restaurant von der Spannung im Westjordanland ein wenig auszuspannen. Darüber haben sie den Abend nicht mehr erlebt. Nägel haben sie in einem Sekundenbruchteil zerfetzt. Zwei Tage zuvor war ein Nachbar auf der Straße erschossen worden. Vor 20 Jahren war die Familie aus Holland nach Israel eingewandert, wo sie in Petach Tikwa bei Tel Aviv blieben, bis die Nachkommen von Holocaust-Überlebenden vor zehn Jahren – mit dem Beginn des Oslo-Prozesses – weiter nach Osten umzogen, um die neue orthodoxe Siedlung dort mit ihrer Existenz gegen die drohende Evakuierung zu verstärken. Bürgermeister Olmert ist unter den Trauernden, auch Abraham Burg, der Knessetsprecher, und Yisrael Meir Lau, der Chefrabbiner Israels, der gerade einen schluchzenden Verwandten tröstend in den Arm nimmt. Vor Jahren hat er das Paar selbst verheiratet, das er nun mit zu Grab trägt. Die Friedhofshalle ist brechend voll, die holländische Gemeinde ist versammelt, durch die Tür drängen immer mehr Besucher nach. Große Ventilatoren können schon seit einer Stunde die tränen- und schweißfeuchte Luft nur noch bewegen, nicht mehr kühlen. Es nützt nichts, dass ein Mann laut ruft, die Familie in ihrem Schmerz allein zu lassen. Immer mehr drängen von außen hinein, wo noch Hunderte warten. In dieser Stunde wachsen alle Anwesenden im Schmerz zu einer einzigen Familie zusammen, die Nachbarn aus der Siedlung Neria, die Verwandten, die Gäste aus ganz Israel. Eine Frau in der Menge ruft den Kameraleuten zu, um Himmels willen nicht zu filmen, damit die Ausstrahlung der Bilder die Sabbatruhe der Toten nicht stört. Die elfjährige Leah wird auf einem Rollstuhl in die Halle gefahren, die verletzte Tochter und Schwester, um von ihren Eltern und Geschwistern Abschied zu nehmen, mit betäubtem Gesicht, auch für eine weitere jüngere Schwester, die noch ohne Bewusstsein im Hospital liegt. Drei Brüder folgen ihr, mit zerrissenen T-Shirts und vor Entsetzen baumelnden Köpfen, besinnungslos, bevor drei Bündel in blauen Tüchern nach vorne getragen werden und zwei Bündel in schwarzweißen Gebetsschals: Vater und Sohn. Die Mutter war eine Sprachtherapeutin, die sich bemühte, taubstummen Kindern das Sprechen beizubringen. „Sei du unsere Stimme im Himmel", ruft Rabbi Lau ihr nun nach, „und flehe den Herrn für uns an, diesem Schrecken ein Ende zu machen."

Die Stimmen der Söhne ersticken zu Stammeln und Schluchzen bei ihrem Abschied von denen, mit denen sie noch bis vorgestern Abend zusammensaßen und sprachen und lachten: „Abba, Imma, Ra'aya, Yitzchak, Hemda! – Mama, Papa ...", fassungslos. Die Eltern waren noch jung trotz ihrer vielen Kinder. Ra'aya war 14 Jahre alt, Yitzchak vier und Hemda gerade erst zwei. Ein Sanitäter steht zitternd in der Menge. Eine Frau fällt in Ohnmacht. Alle Augen sind rot, manche schon leer geweint, in ausdruckslosem Nichtverstehen. Lautsprecher tragen jedes Husten und Schluchzen in das Tal hinaus. Ein einziges Schütteln und Zagen erfasst die Menschen, als sie sich zu einem lauten Gebet auf die Windungen des Hügels hin in schleppende Bewegung setzen, um die Toten auf eine Terrasse im Osten zur Ruhe zu betten, mit Blick auf den alten Berg der Freude: „Du bist ein Gott, der zuhört und lauscht. Höre, Gott, unser Herr, unsere Stimme ..."

Fünf leere Gruben erwartet den Teil der Familie dort, der nun zu fünf Bündeln in Tüchern geworden ist. Dicht an dicht stehen die Trauernden darum, durch die sie auf Tragen an den Rand getragen, über die sie wie Kinder in die Erde rutschen. Ein Friedhofswächter deckt sie mit Platten zu, schüttet vorbereitete Beutel mit der braunen steinigen Erde Jerusalems darüber aus. Eine Sache von Minuten, fünfmal, dazu das Kaddischgebet der Söhne unter einer Sonne ohne Schatten, in einem Wind ohne Kühlung, vor Augen ohne Tränen. „Abba! Imma!"

Kein Krieg

14. August 2001

Egal, wie oft Ariel Scharon noch beteuern wird, er wisse am besten, wie das Leben der Israelis am besten zu schützen sei: Er weiß es nicht. Daran änderten auch die sprachlichen Manöver nichts, mit denen die vor Wochen noch sogenannte „Ermordungspolitik" israelischer Spezialkommandos inzwischen in „aktive Selbstverteidigung" oder „Nadelspitzen-Aktivitäten" umbenannt wurde. Die Todesschwadrone in den besetzten Gebieten haben die Sicherheit im Judenstaat nicht erhöhen können – und auch nicht die überwältigende Militärpräsenz in Jerusalem, die in den letzten Wochen zu der Täuschung verführen konnte, vielleicht doch in der sichersten Stadt der Welt zu leben. Das gewaltige Sicherheitsaufgebot wies im Gegenteil nur auf eines hin: Alle warteten auf den großen Racheakt, der nicht mehr zu verhindern sein würde. „Die Politik gezielter Morde ist in meinen Augen ebenso gerechtfertigt, wie es manchmal absolut notwendig ist, in Verhören Personen zu foltern, die verdächtigt werden, an Terrorakten beteiligt zu sein", schreibt Amnon Dankner heute in der Zeitung Maariv und fährt dann fort: „Die andauernde Besatzerrolle Israels hingegen produziert schon seit Jahren viele schwere, ungesetzliche und unmenschliche Aktionen, die jeder Gerechtigkeit und Moral Hohn sprechen und eine Schande für uns alle sind. Alles sollte getan werden, die Besatzung und das Leid, das sie uns zufügt, zu verringern ...“ – Die beiden ersten Einschätzungen einmal dahingestellt, kann jeder Beobachter des Landes der Schlussfolgerung dieses Kommentators nur zustimmen. Israels existenzielle Probleme ließen und lassen sich nicht mit Präzisionsangriffen auf flüchtige Hamasführer aus der Welt schießen. In Jericho, Nablus oder Hebron lässt sich dies überall mit den Füßen verstehen und den Händen begreifen.

Vor drei Wochen wurde ich in Bethlehem Zeuge, wie sich unterhalb der Geburtskirche Hunderte von Männern bis in die Nacht hinein vor dem Haus eines Mannes zum Gebet versammelten, den am helllichten Tag eine Rakete mit drei Besuchern zerfetzt hatte, von einem „Hubschrauber, der so klein wie ein Punkt am Himmel stand“. Eine Woche später stand ich im Zentrum von Nablus, als ein Hamas-Mann dem zehnjährigen Sohn des ermordeten Saleh Darwazeh auf der Ladefläche eines LKW eine Kalaschnikoff in die Hand drückte, nachdem der Kleine vor rund 15.000 Leuten über Mikrofon eine kleine Rede an seinen Vater gehalten hatte: „Ich nehme keinen Abschied von dir, Papa, weil ich stolz bin und fest daran glaube, dich bald wiederzusehen. Von jetzt an kämpfe ich für dich weiter.“ Die Menge tobte, schrie Gott um Hilfe an und schluchzte. „Bald werdet auch ihr Särge durch die Städte Israels tragen!“, rief der nächste Redner in das Mikrofon. Doch keine Woche später versammelten sich an der gleichen Stelle zuerst noch einmal über 100.000 Leute in ohnmächtiger Wut und Trauer, nachdem israelische Spezialisten schon wieder drei Hamasführer, drei Unbeteiligte und zwei Kinder mit einem gezielten Raketenangriff umgebracht hatten. Es war ein Hexenkessel.

Die Westbank steht unter Hochdruck, in die die Präzisionsattacken Israels wie Hornissenstiche niedergehen. Wieder einen Tag später wurde ich bei Hebron von einem Mann neben der Straße zu einem Mokka eingeladen. Hinter dem Geröllberg, der seinen Zufahrtsweg von der Hauptstraße abriegelt, zeigte er links und rechts auf zwei zerstörte Häuser, die Bulldozer der Armee eingeebnet hatten, weil ihm die Baugenehmigung dafür fehlte. Jetzt wohnt er in einem leeren Neubau ein wenig oberhalb der Trümmer. In der Küche backt seine Frau gerade Brot. Fünf Kinder springen durch die leeren Zimmer. In einem Raum hebt er den Zipfel einer Decke von einem Bündel auf einer Matratze, um uns das Gesicht seiner jüngsten Tochter zu zeigen, die ihm vor fünf Tagen geboren wurde. Die Wände des Zimmers sind rauchgeschwärzt, mit hebräischen Graffiti übersät und von schweren Hämmern durchlöchert, seit Siedler vor Wochen das Haus verwüstet haben. Zum Mokka essen wir im Stehen ein Stück frisches Brot und schauen durch das Fenster auf die Straße von Jerusalem nach Hebron hinab, auf der nur Siedler und Militärs frei fahren dürfen. Für den Autoverkehr der Palästinenser ist sie völlig gesperrt, die ihre Lasten dort unten in großen Scharen zu Fuß und mit Eseln durch die Sonne schleppen müssen. Mit der Hand zeigt mein Gastgeber hinter der Straße auf einen Weinberg seiner Familie, der vor Kurzem vom Militär annektiert wurde. Auf dem Hügel darüber erhebt sich eine jüdische Siedlung um den berühmten Hain Mamre, wo Gott einmal Abraham und Sarah mit zwei Begleitern in der Mittagshitze erschienen ist, um dem greisen Ehepaar in hohem Alter einen Sohn zu versprechen.

Es ist wahrhaftig furchtbar. In ihrer biblischen Heimat der Juden sind die Israelis in die traurige Lage gewöhnlicher Besatzer geraten, die jeden Widerstand nie anders als Terror begreifen können – seit über 34 Jahren schon. Darum gibt es auch nur einen Ausweg aus dem Dilemma. Hier ist kein Krieg zu beenden. Die Besatzung muss jedoch so bald wie möglich ein Ende finden. Um die Siedler zu schützen, ist die Militärmaschine Israels im Westjordanland wie Samson in Gaza gebunden. Der Zionismus, der die Juden wieder in das Heilige Land ihrer Vorväter zurückgeführt hat, ist in der Besatzung Palästinas aus dem Ruder geraten und bedroht jetzt von dort aus das zionistische Projekt wie nichts sonst. Auch unter den kühnsten Generälen Israels gibt es zurzeit keinen Einzigen, der es ernsthaft wagen würde, diesen brandgefährlichen Irrläufer der Geschichte Israels zu korrigieren. Der einzige Ausweg aus dem tödlichen Dilemma findet sich dennoch nur im 62. Psalm: „Vertraut nicht auf Gewalt, verlasst euch nicht auf Raub!"

Beit Dschallah bei Bethlehem

29. August 2001

Raumfahrzeuge von einem fremden Stern könnten nicht fremder auf der steil ansteigenden Straße der Jungfrau Maria im Zentrum Beit Dschallahs stehen als der schwere israelische Panzer, der seit heute früh dort auf der Kreuzung zur Mughtarebin-Straße jeden Verkehr hinauf und hinunter verwehrt.

Der Panzerturm ruckt leicht, das Geschützrohr fährt empor, verharrt, senkt sich, gleitet lautlos nach links und bleibt mit kurzem Zittern auf den Betrachter gerichtet stehen. Wird das Monstrum ferngesteuert? Nein, aber es kann offensichtlich Gedanken lesen: Plötzlich reckt sich eine Hand mit schmutzigen Fingernägeln aus einer der vorderen Luken empor und streckt in der Totenstille die Finger zum Victory-Zeichen in die Luft. Dann wirft eine andere Hand im Innern des Panzers mit ohrenbetäubendem Lärm den Anlasser der schweren Dieselmaschine an. Auspuffwolken hüllen die Nachbarhäuser ein. Eine Straßenkreuzung tiefer klammert sich auf einem offenen Panzerwagen ein junger Soldat wie ein Trinker an der Flasche an seinem Feldstecher fest, mit dem er die tausend Fenster des schönen Städtchens in den Hügeln des judäischen Berglands nach Heckenschützen absuchen soll. Wann er gekommen ist, darf er nicht sagen. Wann er wieder abziehen wird, kann er nicht sagen. „Ich will nach Haus", sagt er aber dennoch und: „Haben Sie vielleicht eine Zigarette?"

Das Haus hinter ihm ist seit gestern früh ein Armeeposten Israels in dem Gebiet, das Yitzchak Rabin 1995 kurz vor seinem Tod an Jassir Arafat als Kernstück eines neuen Staates Palästina zur autonomen Verwaltung übergeben hatte. Zwei Häuser tiefer sitzt ein schläfriger Mann mit einem Kind auf dem Schoß vor der Tür und erzählt auf Spanisch, dass er bei den Gefechten der letzten Nächte kein Auge zugetan habe. „Die Schüsse kamen von überall, wie die Panzer und Soldaten. Wir wussten überhaupt nicht, vor wem und wo wir uns schützen sollten." Und um die Kinder zu beruhigen, habe er die ganze Zeit „mit dem Mund" mitgeschossen, um ihnen zu zeigen, dass alles nur ein komisches Spiel der Erwachsenen sei, das bald zu Ende sein werde. „Ay, mi amor!“, seufzt er und streicht dem Kleinen übers Haar. Auf Spanisch kann man sich fast überall in Beit Dschallah verständigen. Es gibt hier kaum eine Familie, die nicht Verwandte im Ausland hat, etwa in Chile, wo es ein Beit Dschallah aus Emigranten gibt, das inzwischen fast dreimal so groß ist wie diese uralte Mutterstadt, wo heute das Straßenpflaster von schweren Ketten aufgerissen ist wie ein umgepflügtes Blumenbeet. Die Bordsteine sind zertrümmert, Straßenschilder umgefahren und von Kugeln durchsiebt, die nächste Straße ist mit Glas und leeren Patronen übersät. Warum? „Weil wir Terroristen sind. Die Armee will jetzt endlich unseren Terror stoppen.“

Es herrscht Ausgangssperre. Zehn verwegene palästinensische Polizisten in Tarnanzügen und mit umgehängten Kalaschnikovs stört es nicht, die hinter der nächsten Ecke die Straße bewachen, und auch nicht einen stoppelbärtigen alten Mann, der an einer verkohlten Wand auf das völlig ausgebrannte Wrack eines Fahrzeugs am Straßenrand schaut, das bis gestern sein Auto war. Er sei 87, sagt er im ersten Stock des Hauses, wo sein leichenblasser Sohn die zerschossenen Wände und Fenster der Wohnung zeigt, die er gerade für seine Hochzeit hergerichtet hatte. „Kein einziger Schuss ist jemals von hier abgefeuert worden!“, sagt er mit Tränen in den Augen. Seine Braut hat schon angefangen, die Trümmer zusammenzukehren, ebenso wie Mechaniker, die unten in der Straße die Stromleitungen wieder reparieren, die gestern durchtrennt worden sind. „Und – hören Sie! – es fällt auch kein einziger Schuss weniger seit der Eroberung! Da! Hören Sie! Jetzt schießen sie sogar am Tag! Das hat es vorher nie gegeben.“ Wer schießt denn da? Das kann er nicht sagen.

„Das kann keiner sagen“, sagt Bischara Daoud, der ehemalige Bürgermeister Beit Dschallahs, vor dem Lutherischen Waisenhaus, das heute früh wieder von der Armee geräumt wurde. „Sicher sind es nicht unsere Polizisten mit ihren Kalaschnikovs. Alle Schüsse aus Beit Dschallah stammen aus M-16-Gewehren, die bei der israelischen Armee gestohlen wurden und von Waffenhändlern nach Palästina verkauft wurden. Unsere eigenen Gewehre reichen doch nicht mal bis Gilo.“ Und warum nehmen die Schüsse von Beit Dschallah auf Jerusalem kein Ende? „Weil Gilo zu Beit Dschallah gehört und nicht zu Jerusalem. Es ist erobertes und geraubtes Land. Wie soll es da hier jemals Frieden und Sicherheit geben können?“ 4000 Dunam Land habe die israelische Regierung 1967 dort drüben in den Wein- und Olivenbergen Beit Dschallahs konfisziert, auf denen 1976 die Siedlung Har Gilo errichtet worden sei, die Israel erst 1991 annektiert habe. „Diese Geschichte kann kein Panzer plattwalzen, auch wenn es keinen sonst in der Welt interessiert.“

Tatsächlich ist Gilo auf der anderen Seite des anmutigen Tals schon längst eine Schlafstadt im Süden Jerusalems geworden, auch an einem Tag wie heute, wo die meisten Bewohner wie üblich woanders ihrer Arbeit nachgehen, bevor sie heute Abend zurückkommen. „Haben Sie den Krach gehört?“, fragt dort ein freundliches junges Ehepaar mit Kinderwagen auf der Straße. „Die Schüsse und Bomben haben keine Sekunde aufgehört. Die Armee hat viel zu wenig getan. Sie muss das ganze Gebiet da drüben besetzen, Haus für Haus, damit hier endlich Ruhe ist.“ Kinder spielen ein wenig weiter und rufen „Eins zu null für Israel!“, während der Wind die Schüsse über das Tal trägt, die sich jetzt immer mehr von Beit Dschallah weg dem Zentrum Bethlehems nähern. „Vorsicht! Treten Sie da zurück!", ruft ein Mann fürsorglich am Ende einer langen Mauer neben der Afarsemon-Straße, wo ein paar neugierige Zaungäste um die Ecke in das Tal hinunterschauen, um zu sehen, ob die eingegrabenen Panzer jetzt vielleicht von hier oben aus das Feuer erwidern werden, das jetzt von überall und nirgendwoher zu kommen scheint. Milder Herbst liegt in der Luft hinter der neuesten Stadtmauer im Süden Jerusalems, auf deren grauen Betonelemente der Bürgermeister das Panorama Beit Dschallahs hat malen lassen, auf das sie den Blick so völlig versperren.

In der Prophetenstraße

6. September 2001

Die Entfernung von der unteren zur oberen Prophetenstraße, wo die Schule unserer Tochter liegt, beträgt etwa 15 Minuten und morgens, kurz vor Schulbeginn, ist man auf diesem alten Verbindungsweg vom Damaskustor zur Jaffastraße zu Fuß fast noch schneller unterwegs als mit dem Auto. Weil sich unsere Tochter am Montag hier aber in einem der vielen Schlaglöcher Jerusalems – Gott sei Dank! – den Fuß umgeschlagen hat, fahre ich sie Dienstag früh am Morgen trotz des Stoßverkehrs das kurze Stück mit dem Wagen zur Schule. Im strahlenden Morgenlicht Jerusalems ist die kurze Strecke schön wie ein Lied und schöner noch: wie ein Psalm. Eine versteckte Villa nach der anderen duckt sich im Schatten der Pinien hinter den weißen Mauern, jede ein anderes architektonisches Juwel. Vor der Abzweigung der Äthiopien-Straße erzähle ich unserer Tochter, dass hier – mitten in Jerusalem! – von 1933 bis 1936 die Hakenkreuzfahne über dem damaligen deutschen Konsulat geflattert ist, und an der Französischen Mädchenschule unterhalten wir uns über die palästinensischen Mädchen, die hier auch heute noch im jüdischen Westen der Stadt zur Schule gehen. Auf der linken Seite liegt das Bikur Cholim Hospital, in das die Opfer des Attentats aus der nahen Pizzeria vor drei Wochen eingeliefert wurden. Ein Freund unserer Tochter überholt uns mit seiner Mutter auf dem schmalen Bürgersteig. Da erschüttert plötzlich, zweihundert Meter vor der Einfahrt zur Anglican School, eine enorme Detonation hinter uns die Straße und lässt das Auto vibrieren. Der Fuß zittert auf dem Gaspedal. Mit einem Mal erfüllt Schreien und Kreischen den frühen Morgen. Im Rückspiegel schlägt ein weinendes Mädchen am Straßenrand die Hände vors Gesicht. „Warum schreit die so?", fragt meine Tochter. Die Mutter ihres Freundes läuft zurück und nimmt das Kind in den Arm, das sich nicht trösten lassen kann und nicht aufhört zu schreien. Neben ihr starrt eine ältere Frau zurück auf die Straße. Auf einen Schlag ist der Verkehr zum Stillstand gekommen. Auf einmal ist die Straße vollkommen still. Nur das Herz klopft wie verrückt. Jetzt springen junge Männer aus dem Portal des Hospitals auf die Straße und sperren sie mit blauen Gittern ab. Zurückfahren ist unmöglich. Dann fangen erste Polizisten zu schreien an und treiben alle Passanten zurück. In der Ferne heulen Sirenen auf und kommen jaulend näher. Fünf Minuten später kreist ein Hubschrauber über uns. Der Fuß zittert immer noch auf dem Gaspedal. Schon hinter der nächsten Ecke berichtet die „Stimme Israels" auf der Jaffa-Straße im Autoradio, dass sich gerade der letzte Selbstmordattentäter vor der Französischen Schule in die Luft gesprengt hat. Er sei als orthodoxer Jude verkleidet gewesen, als er einer Polizeistreife wegen seines Rucksacks aufgefallen sei. Die nächste Nachricht berichtet, sein Kopf sei von der Explosion in den Hof der Französischen Schule geschleudert worden. Vor drei Tagen, heißt es kurz danach, habe die Armee all die alten Ölbäume in seinem Garten in Aboud ausgerissen.

Die Prophetenstraße ist eine der Hauptverkehrsadern im Herzen Jerusalems, die das orthodoxe Viertel Mea Schearim von dem heutigen Vergnügungsviertel des Russian Compound trennt und verbindet, das neben vielen Cafés auch das neue Rathaus und die Polizeistation und das Gefängnis beherbergt. Darum konnte man in den letzten Wochen gerade hier vielleicht auch am ehesten der Einbildung verfallen, in einer der sichersten Städte der Welt zu wohnen. Auf Schritt und Tritt stehen junge muskulöse Männer mit Sonnenbrillen und offenen dunkelblauen Hemdjacken in fast jedem Hauseingang und jeder Straßenecke und führen auffällig unauffällige Unterhaltungen mit Mikrofonen in ihren Kragenzipfeln. Gestern früh haben sie noch vor unserer Haustür einen jungen Araber verhaftet, abgeführt und seine abgestellte Tasche mit einem ferngesteuerten kleinen Spezialpanzer in die Luft gejagt, in der sich dann doch nur ein paar schmutzige Hemden und Hosen befanden. Vier Bomben in Nord- und Südjerusalem waren allerdings wirklich scharf. Bei Hebron wurden zwei Palästinenser erschossen. Der Verkehr fließt wieder über die Prophetenstraße.

Nine Eleven

11. September 2001

Jerusalem – Eine Stadt im Schock. Wahrscheinlich ist in diesen Stunden kein Ort so nah an New York wie Jerusalem. Der sonst immer so freundliche Bäcker am Musrara-Markt ist leichenblass, er lässt das Brot fallen, das er einpacken will, und bekommt kein Wort heraus. Wie gebannt starrt er mit seinen Gehilfen auf den Bildschirm neben der Theke, der immer und immer wieder die Bilder des monströsen Staubpilzes über Manhattan zeigt, zwischen denen jetzt Jassir Arafat auftaucht, gestützt von zwei Begleitern, und zitternd die Katastrophe verdammt, erstmals in vielen Jahren auf Englisch, der sonst vor den Kameras nur immer arabisch spricht. Hunde hören nicht auf zu bellen und zu heulen, als pflanze sich die Angst und der Schock und die Nervösität der Menschen in Wellen bis in die Seelen der Tiere weiter. Selbst die Luft bebt vor Erregung. Hubschrauber fliegen tief durch die rasch fallende Dämmerung, im Konzert mit Polizeisirenen von nah und fern, in unbestimmbarem Auf und ab. Männer, Frauen und Kinder gehen und laufen und torkeln wie verloren über den Platz und durch die Straßen, eingehüllt von dem Blaulicht der Militär- und Polizeipatrouillen, die wie in einem Karussell durch die Straßen und Gassen fahren, so ziellos wie jeder Einzelne der bis ins Herz verstörten Jerusalemiter. „Gnade uns allen Gott!" „Gnade uns allen Gott!", ist der häufigste Satz, an jeder Ecke, auf jede Frage. Zu einem Gespräch ist keiner in der Lage. „Das ist der Anfang vom Ende", sagt ein armenischer Arzt im Damaskustor. „Das ist Krieg, Gott schütze uns alle!" „Wir waren das nicht!

Wir waren das nicht! Welch krankes Hirn kann denken, dass wir so etwas wollen können", sagt ein Schuster, der keine Hand mehr rühren kann. „Das war der Teufel selbst! Dieser Angriff ist eine Ausgeburt der Hölle gegen uns alle. Wer kann uns jetzt noch helfen? Wenn wir jetzt nicht zur Vernunft kommen, gehen wir zusammen unter!" Überall flackern die Fernsehbilder in die Szenen Jerusalems hinein, die Menschen halten sich an ihren Handys wie an magischen Rettungswerkzeugen fest, von denen die meisten in dem zusammengebrochenen Netz dennoch wieder nicht funktionieren. Das Bellen will kein Ende nehmen, zum Takt der klopfenden Herzen, mit denen sich die Menschen scheu begegnen und bang anschauen, die meisten schweigend. Selbst die Kinder sind leiser geworden, die wie auf einer großen Beerdigung unbeaufsichtigt durch die Menge der Ratlosen und die immer längeren Schatten laufen.

Apokalyptisches Abendlicht hüllt die Mauern Jerusalems ein, bis der Himmel tiefschwarz über der Stadt hängt, als gelte es, sie heute noch ein letztes Mal in ihrer Pracht zu illuminieren. „Eines ist so sicher wie der Tag und die Nacht", sagt Vater Elias, ein arabischer Mönch an der Grabeskirche, mit zitternder Stimme. „Wer hinter diesem Verbrechen stand, ist todsicher der schlimmste Todfeind Palästinas und des palästinensischen Volkes – und auch aller Israelis. Keiner kann uns mehr hassen als die Drahtzieher hinter diesem Massenmord. Mit dieser Attacke haben sie uns alle getroffen. Dieser Horror zielt in das Herz des Heiligen Landes. Gnade uns allen Gott. Gnade uns Gott, dass er uns allen dies eine letzte Warnung sein lässt, welche Tore sich öffnen, wenn wir nicht morgen zusammen den Frieden für Jerusalem suchen!"

Die durchbohrte Perle

14. September 2001

Der Wind hat sich gedreht über der Zwillingsstadt New Yorks. Sieben Muezzine greifen über das Dunkel der Dächer wieder wild durcheinander nach dem Herz der Gläubigen. Vor unserem Fenster haben ihre Stimmen alle Vögel auf einen Satz geweckt. Urplötzlich ist ihr Zwitschern und Jubilieren im Garten wie unter der Hand eines Dirigenten explodiert. Das Schlagen und Geschrei der Spatzen und Nachtigallen bricht aus allen Büschen und Bäumen hervor. Die Zypresse singt, der Ölbaum, der Eukalyptus und das Efeu vor der Gartenmauer. Die Blüten des Granatapfelbusches leuchten aus dem Dunkel hervor: purpurne Schmetterlinge, über denen ich gestern einen ersten Kolibri entdeckt habe. In Jerusalem beginnt jeder Morgen ein paar Takte lang im Paradies. Jeder Tag ist hier von Gott her als Fest gedacht. Das sehen nur die Mächte der Unterwelt anders.

Jetzt mischt sich darum wieder eine erste Polizeisirene in die Laudes, pfeifend wie Peitschensingen, nimmt ab, nimmt zu, gefolgt von dem Heulton einer Ambulanz, dann senken sich die Rotoren eines Hubschraubers von oben auf das Frühkonzert. Ich gehe ins Nebenzimmer und mache den Fernseher an, wo die Kamera von „BBCworld" gerade wieder den Erdball ins Visier nimmt. Dann senkt sie sich auf das Mittelmeer hinab, schwenkt nach rechts, über das Heilige Land, sinkt tiefer, auf Jerusalem hinunter, noch tiefer – und bleibt wieder über unserem Haus stehen. So war es oft im letzten Jahr. Ich schalte das Gerät ab, ziehe mich an und gehe hinaus in das Zentrum der Welt.

Zwei Minuten später bin ich da, gerade hinter der Fußgängerampel, die den Westen vom Osten der Stadt wie eine gläserne Mauer trennt und Kontinente voneinander scheidet. Die Mitte der Welt ist ein chaotischer Parkplatz. Der Musrara-Markt vor dem Damaskustor ist das Filetstück Zions, ein städtebauliches Niemandsland, in dessen wilde Anarchie die Israelis seit Jahren versuchen, Form und Zucht hineinzubringen, völlig vergeblich. Der Vortag des jüdischen Neujahrsfestes hat begonnen, an dem im letzten Jahr die Al-Aqsa-Intifada begonnen hat. Jetzt fällt er auf das Ende der Schicksalswoche, in der das Jerusalem-Syndrom erstmals die Welt rundum erfasst hat – als Gefangen- und Geiselnahme der ganzen Menschheit durch die Endzeit. In Jerusalem ist immer Endzeit.

Doch heute haben sich die Sirenen so bald wie schon lange nicht mehr entfernt, der Hubschrauber auch, nur ein Polizeiauto ist an der Ampel noch lautlos mit jenem Dauerblaulicht vorbeigeflackert, das Autofahrer und Fußgänger in Jerusalem immer von Neuem irritiert. Der Musrara-Markt ist schon erwacht. Arbeitslose warten auf den Schuttbergen am Rand des Platzes darauf, dass sie jemand mitnimmt. Lastwagen beginnen hin und her zu rangieren. Frauen in Trachten balancieren Säcke mit Kräutern auf ihrem Kopf in die Geruchskorridore der Altstadt. Ein Bübchen im Schlafanzug springt zwischen den parkenden Autos durch. Die Bäcker in der linken Häuserzeile machen Tag und Nacht nicht zu. Vor meiner Mokkastube schlürfen Alte im Burnus ihren Kaffee wie Medizin.

Hinter einem Lkw hocken neun Männer im Kreis und verzehren ihr Frühmahl von einer auf dem Boden ausgebreiteten

Ausgabe der AL KUDS: Sardinen, Kichererbsenmus mit Öl, Brot, Wasser, Zwiebeln, und tunken reihum ihre Hand in die Schüssel. Die Läden öffnen, die bis auf Luxus alles anbieten, was man zum Leben braucht. Gleich werden die ersten Kinder in Schuluniform sich durch das Gewühl drängeln. Hier irgendwo muss Stephanus gesteinigt worden sein, der erste Märtyrer der Christenheit. Hat Saulus aus Tarsus die Kleider der verschwitzten Steinewerfer vielleicht da vorne an dem Taxistand bewacht, bei den Palmen? Und kam vielleicht Melchisedek, der König von Salem (noch einmal runde 2000 Jahre vor Saulus), vor diesem Tor Abraham mit Brot und Wein entgegen, jenem Scheich aus dem Irak, dem Gott das ganze Land versprochen hatte? Ein roter Streif leuchtet über der Mauer auf und über dem Ölberg, wird rasch breiter und heller und innerhalb von wenigen Minuten gleißend durchsichtig und leuchtend. Ein neuer Tag bricht an.

Dies ist die wahre Stunde Jerusalems, die ihren frühesten Namen SLM oder „Salem" wohl einer altorientalischen Göttin der Morgenröte verdankt, die jetzt schon so lange Yeruschalayim bei den Juden und Al Kuds – „die Heilige" – bei allen Muslimen heißt. Die Stadtgründer aber sind leicht zu verstehen. Die Morgenröte ist traumhaft in Jerusalem.

Ein neuer Morgen. Auf den judäischen König David, der die Stadt vor 3000 Jahren den Jebusitern entriss, scheint die kanaanitische Schutzpatronin noch einen solchen Eindruck gemacht zu haben, dass er zwei seiner Söhne nach ihr benannte, Absalom und Salomon, und nicht nach dem israelitischen Gott „JHWH". Denn wo ist die Morgenröte schöner und durchsichtiger als hier, über der judäischen Wüste vom Ölberg aus? Und wann war es hier schon je schöner, würdiger und sicherer als jetzt in diesen Tagen der Not? Gewiss seit sehr vielen Jahren nicht mehr. Es ist eine traurige Wahrheit.

Die ersten Wolken nach dem Sommer sind über den Mauern aufgezogen: Segelschiffe in einem himmlischen Ozean. Bald strömen Gläubige zum Freitagsgebet in die Altstadt, heute ganz ungehindert von jeder Polizei. Die Händler stöhnen, die Hoteliers klagen, viele Betriebe stehen vor dem Bankrott, die auf keine familiären Reserven zurückgreifen können. Doch im Souk haben es die selbst ernannten Guides mittlerweile aufgegeben, die letzten Fremden zu belästigen. An allen Ecken und Torbögen unterhalten sich Sicherheitsleute mit den Mikrofonen in ihren Kragenzipfeln. Auf dem Parkplatz des Zionsberges verpesten die laufenden Motoren nicht mehr die Luft, um die Klimaanlagen der Busse in Gang zu halten. Es sind fast keine Busse mehr da. Und in der Zionsbasilika, deren Stühle die Pilger normalerweise sonntags kaum gefasst bekommen, haben die wenigen Besucher nun auch an manchen Hochfesten alle zusammen im Oval des Chores genügend Platz. Selbst der Komplex der Grabeskirche ist morgens, mittags und abends so leer, dass ich Stunden ungestört in ihm verbringen könnte, zwischen dem Golgatha-Felsen und einem früher nur nachts so leeren Grab, wo endlose Warteschlangen jeden Besucher stundenlang vom Besuch abgehalten haben. Nie war dieses Haus so sehr in seinem rätselhaften Geheimnis freigestellt. Es ist absurd: So friedlich und sicher wie jetzt habe ich die Stadt noch nie erlebt.

Die Restaurants der Stadt sind weiter voll, die „Ha'aretz“ widmet sogar einen großen Artikel den Sorgen des Luxusrestaurants „Arcadia“ in schwieriger Zeit, die Busse funktionieren wie immer, die Taxis sowieso, der Markt quirlt vor Leben

– im Osten und Westen der Stadt. Der Verkehr bricht immer noch zweimal täglich zusammen und ruht am Sabbat fast ganz in himmlischer Ruhe. Im Sommer gibt es kaum einen Abend, an dem sich nicht frisch vermählte jüdische Bräute mit ihrem Bräutigam im Westen vor den Stadtmauern fotografieren lassen, während einen Mauervorsprung weiter Jugendliche Wasserpfeifen rauchen und Kebabs grillen und im Osten palästinensische Buben Drachen über dem Kidrontal steigen lassen. Die „Gebrüder Abraham" schneidern in der Stämme-Israels-Straße Woche für Woche weiter ihre Maßanzüge wie schon vor sechzig Jahren in Czernowitz und in Mea Shearim bekomme ich meine Uhr immer noch innerhalb von Stunden perfekt repariert.

Drei Minuten hinter dem Damaskustor wölbt sich Ariel Scharons patriotische Residenz in einem Torbogen des Moslem-Viertels über die El-Wad-Gasse, gesichert wie ein Tresor und geschmückt mit einer zehn Meter langen Flagge Israels, mit der der Hausherr hier die Augen seiner Nachbarn erfreuen will. Bei der Beerdigung Faisal Husseinis haben Kinder vor wenigen Wochen die schweren Überwachungskameras mit bloßen Händen aus den Wänden gerissen, als sich der Strom der Trauernden wie ein reißender Fluss durch die Gasse ergoss. Fünfzig Meter weiter führt an der Ecke zur Via Dolorosa eine Tür über ein gekacheltes Treppenhaus rückwärts in eine stattliche Villa empor, wo mitten in der Altstadt eine Kammer des Hauses Habsburg die Zeiten unversehrt überdauert hat, umgeben von einem Paradiesgarten auf der Höhe der ersten Etage. Noch höher hinauf, auf dem Flachdach dieses „Österreichischen Hospizes", öffnet sich Jerusalem dem Betrachter wie auf einer offenen Hand, atemberaubend, als schwer klopfendes Herz der ganzen Welt. Es ist, als ließe sich der Erdball von hier aus wie ein Kreisel drehen. Hier oben und nirgendwo anders sollte Präsident Bush mit Ariel Scharon und Jassir Arafat und allen anderen Häuptern der Welt die Zukunft der Erde und des Heiligen Landes beraten und betrachten.

Zur Linken glänzt die Goldkuppel des Felsendoms: zum Greifen nah und unberührbar fern. Es gibt nicht wenige in der Stadt, die fest daran glauben, dass Gott bei der Erschaffung des Menschen den Lehm für Adam diesem Plateau entnommen hat – und dass es eben dort war, auf diesem Berg Morija, wo Gott das letzte Menschenopfer Abrahams zurückgewiesen hat, als er ihm statt seines Sohnes Isaak nur noch einen Widder abverlangte. Ganz sicher lag später jedenfalls dort der Tempelbezirk, in den Jesus mit seiner Mutter und den Aposteln ein- und ausgegangen ist, der nun schon seit 1400 Jahren in muslimischem Besitz ist – und wo im letzten Herbst die Al-Aqsa-Intifada ihren Anfang nahm. Als der heutige Premier Israels an jenem Vorabend des jüdischen Neujahrsfestes den flachen Berg allerdings mit einer „Botschaft des Friedens“ und über 1000 Bewachern besuchte, hat er nicht nur diesen Aufstand losgetreten, sondern paradoxerweise auch gleichzeitig die letzte Tür zu dem heiligen Bezirk krachend zugeschlagen, die vorher allen Besuchern offenstand. Seitdem ist der Tempelberg „aus Sicherheitsgründen“ für alle Ungläubigen verschlossen. Seitdem lässt sich die Pracht für Juden und Christen – mitten in Jerusalem! – nur noch aus der Ferne betrachten.

Was die Twin Towers für New York waren, ist dieses Ensemble auf dem Tempelberg für Jerusalem, der vom Jahr 1000 vor Christus bis zum Jahr 70 jüdisch war, seit 1400 Jahren muslimisch, heute mit dem letzten roten Knopf zur Auslösung der Apokalypse. Der Komplex sollte ein Augapfel der ganzen Erde sein.

Die Augen schweifen vor und zurück. Hinter den Moscheen verstellt kein einziges Haus und kein Strauch mehr den Blick durch die Hügel der Wüste über den erdentiefen Riss der Jordansenke bis hin zu den fernen roten Bergen Moabs. Nirgendwo öffnet sich die Erde tiefer zu ihrem Inneren hinab. Das Häusergewirr zu Füßen des Hospizes umfasst dennoch einen wohl noch tieferen Brunnen der Weltgeschichte. In diesem Labyrinth ist jahrhundertelang an der Bibel geschrieben worden. Die Psalmen, sie wurden hier verfasst: „Mag einer im Land der Philister geboren sein, in Kusch oder Tyrus – so gilt doch von Zion: / Dort ist ein jeder gebürtig!"

Doch auch alle Massaker haben hier immer einen konkreten Ort und eine genaue Zeit. Durch Zeit und Raum hindurch liegen sie in Jerusalem alle und immer in „walking distance": das Gemetzel an den Juden durch Nebukadnezzar im Jahr 586 vor Christus ebenso wie das Blutbad an 60.000 Christen im Jahr 614 am Mamilla-Teich, deren Grab nun unter einer modernen Tiefgarage liegt. In den alten schönen Häusern von Deir Jassin, in denen 1948 ein Massaker an Palästinensern durch die Stern-Gruppe den Weg der Israelis nach Jerusalem freisprengte, ist jetzt die Nervenklinik mitten in einem Neubauviertel untergebracht, wo Patienten mit dem sogenannten „Jerusalem-Syndrom" eingeliefert werden, wenn sie sich plötzlich für den Messias halten. Jeder Schreckensort lässt sich hier zu Fuß erreichen, immer vorbei an Tausenden großer Kinderaugen, die einen in dieser Stadt endzeitlicher Gleichzeitigkeit an jeder Ecke anschauen.

Darum ist Jerusalem auch heute noch ein Paradies und Fegefeuer für jeden Journalisten, dem es ernst ist mit seinem Beruf. Kein Ort sonst kommt so sehr wie Jerusalem den wichtigsten Organen eines Reporters entgegen: seinen Füßen. Viermal habe ich sie mir hier im letzten Jahr umgeschlagen, fünfmal mit dem Rauchen aufgehört und wieder angefangen. Jerusalem ist eine ideale Stadt, um sich die Knochen zu brechen und ganz gewiss die Hauptstadt des Scheiterns. Jeden Morgen bin ich hier unterwegs und sehe jeden Tag mehr: Kein Mensch kennt Jerusalem und keiner wird die Stadt je wirklich kennen. Sie entzieht sich wie eine Traumfigur. Jede der unzähligen Türen öffnet sich hier immer wieder für ganz und gar verschiedene Welten. Zwischen den Rotrussen und Weißrussen werden hier immer noch die Kämpfe zweier untergegangener Imperien ausgetragen. Jerusalem ist ein einziger Speicher der Erinnerung – und ein Zielpunkt der schönsten wie der grauenhaftesten Verheißungen an die Menschheit. Ihre rosa Steine durchziehen rote Schlieren, als halte ein Adernetz die Stadt zusammen.

Doch wie ruhig es auch jetzt hier oben wieder ist, so tief innen im kostbarsten Zankapfel der Menschheit, und wie unendlich friedlich – wo jede Ruhe doch immer nur eine Ruhe vor dem nächsten Sturm ist. Kommt der nächste Vergeltungsschlag heute? Kommt er morgen? Wie viele Tote werden es diesmal sein? Wie viele Witwen und Waisen werden diesmal weinen? Vorgestern Abend habe ich mir die Königin der Städte wie zum Abschied auch wieder einmal von außen angesehen, von der Dominus-Flevit-Kirche auf dem Abhang des Ölbergs, wo der deutsche Pater Hartwig erzählt, dass vor Kurzem schon wieder bei ihm eingebrochen worden sei. Der

Kelch, alle Kerzenleuchter und das Altarkreuz seien gestohlen worden, führt er aus, als er uns das Mosaik einer durchbohrten Perle aus byzantinischer Zeit zeigt und einen Eimer Wasser holt, um die alten Steine noch einmal vor uns zum Leuchten zu bringen. Zum Abschied schüttelt er uns den staubfeinen Samen eines Senfbaumes in die Hand, während wir auf das Panorama Jerusalems schauen, das sich als Krone aller Städte über der anderen Seite des Kidrontales erhebt.

Die Kuppeln der Grabeskirche überwölben geradewegs vor uns, über dem Komplex des Tempelbergs, mitten im Labyrinth der Altstadt jenen alten Steinbruch und Garten, in dem das Neue Testament durch die Passion Christi ans Ziel gelangte wie ein zitternder Pfeil. Heute feiern dort die letzten Christen der Stadt in der Kalvarienkapelle das Fest der Kreuzerhöhung, wo der Fels des Golgotha unter dem Altar wie ein nackter Schädel aus den Schatten der Erde hervortritt. Auf dem Vorplatz der Grabeskirche bleibt nach der Feier der letzte Glockenton minutenlang zwischen den Mauern hängen, stundenlang, eine Ewigkeit. Doch wie ruhig es danach dort jedesmal von Neuem ist, so tief innen im kostbarsten Zankapfel der Menschheit. Und wie unendlich friedlich – wo jede Ruhe doch immer nur eine Ruhe vor dem nächsten Sturm ist. Seit je verharrt Jerusalem im Zustand der Erwartung, das ist heute nicht anders.

Jetzt weht der Wind wie jeden Freitagabend auch heute das Horn der Sirene wieder von Westen nach Osten über das Kidrontal zu uns zum Ölberg hinüber, die in Jerusalem jede Woche neu die „Braut Sabbat" begrüßt, in der Krone aller Städte, wo Pontius Pilatus vor 2000 Jahren Jesus von Nazareth als „König der Juden" hinrichten ließ.

Von unten her treibt der Wind den Vespergesang russischer Nonnen aus den Oberlichtern der goldenen Dächer der Magdalenen-Kirche wie Weihrauch zu uns hoch und höher in den Himmel, wo er sich mit den Chören der Engel mischt, unendlich zart und fein. Dominus flevit – „Der Herr weinte", heißt der Platz seit alters her nach einem Satz vom Beginn der Lukaspassion, wo der Evangelist schreibt: „Als Jesus näher kam und die Stadt sah, weinte er über sie und sagte: Wenn doch auch du an diesem Tag erkannt hättest, was dir Frieden bringt." Das war hier. Als er sich Jerusalem näherte, weinte er.

So weit sind wir noch nicht gekommen, trotz CNN und BBC. Diese Stunde steht uns erst bevor. Bis heute hat die Welt sich ihrer wahren Hauptstadt noch immer nicht wirklich genähert.

Tora & Koran (in Israel & Ismael)

20. September 2001

„Über die Juden wissen wir mehr, als sie selbst über sich wissen", lächelt Muhammed Ikermavi feinsinnig, als er einen Teller Hummus mit Zwiebeln an den Tisch bringt. Vor dem Fenster eilen zwei orthodoxe Juden mit wehenden Locken an seiner kleinen Garküche vor dem Damaskustor vorbei. Woher er das weiß?

„Aus dem Koran natürlich!" Der freundliche Mann ist kein eifriger Moslem. Zum Beten schickt er am liebsten seinen alten Vater in die Moschee, doch er ist ein Mann, der zu allem und jedem eine feste Ansicht hat. Und was mit der Bibel ist?

„Was soll damit sein? Die haben die Juden selbst fabriziert und hineingeschrieben, was sie wollten. Was soll man davon glauben können? Es ist wie mit der Klagemauer. Von unserem heiligen Bezirk haben wir ihnen großzügig eine Mauer zum Beten überlassen und schon kommen sie und behaupten, dass ihr Tempel einmal hinter der Mauer gestanden haben soll, um uns danach die ganze Stadt abnehmen zu wollen."

„Näher waren wir uns noch nie!", gab Außenminister Schlomo Ben Ami in den letzten Tagen der Barak-Regierung nicht auf, seine Gäste zu beschwören, „noch nie ist der Abgrund zwischen dem israelischen und palästinensischen Volk so weitreichend überbrückt worden wie jetzt." In den gleichen Tagen machte der jüdische Gentleman aus Tanger aber auch die Erfahrung, dass jede Brücke ins Nirgendwo führt, die das andere Ufer nicht erreicht, egal, wie weit sie reicht. Seufzend beklagte er deshalb auch damals schon die „märchenhafte Entfremdung der Muslime von der Geschichte" und lächelte dabei so feinsinnig wie der Hummusverkäufer vor dem Damaskustor: „Jerusalem taucht im Koran kein einziges Mal auf, in der Bibel aber 498-mal. Trotzdem möchten uns die Muslime davon überzeugen, dass wir nichts mit dieser Stadt zu tun und auch nichts in ihr verloren haben. Der eindeutige archäologische Befund am Tempelberg bedeutet ihnen weniger als nichts." Auch Schlomo Ben Ami ist kein eifriger Synagogenbesucher und zum Gotteskrieger fehlt dem Diplomaten einfach alles. Es ist nicht die Religion, die ihn von den meisten Palästinensern trennt. Es sind aber verschiedene Welten, die dem Islam und dem Judentum entwachsen sind – und in diesen zwei Welten verschiedene Sprachen, verschiedene Weltanschauungen und ein völlig verschiedener Blick auf die Geschichte, egal, ob die Tora der Juden ebenso streng wie der Koran der Muslime festhält: „Es gibt nur einen Gott."

Aber auch alle Unterschiede zwischen Israel und Ismael beginnen schon in diesen beiden Büchern, im innersten Kern ihrer Offenbarungen. Legen wir sie deshalb einmal nebeneinander vor uns auf den Tisch, den Koran neben die Bibel, die von Anfang an ein Stück gewachsener Literatur war, ein Baum mit tausend Jahresringen. Es stimmt: Nicht Gott, sondern das frühe Israel hat dieses Buch geschrieben, ein ganzes Volk auf dem Weg durch die Zeit. Erfahrung für Erfahrung, Zeile für Zeile und Buch für Buch haben sie dem Buch der Bücher hinzugefügt. Es waren Hunderte von Autoren in über 1000 Jahren. So finden sich hier hintereinander Schriften, die die Königsherrschaft in Israel befürworten, und andere Texte, die scharf dagegen sind. Fast jedes Buch der Bibel kann, darf und muss immer auch als Einspruch, Widerspruch oder Kommentar der früheren Texte und Geschichte verstanden werden, bis hin zu der Kriminalgeschichte Israels, die als kritischer Cantus firmus viele Bücher der Bibel in großer Kühnheit verbindet (und für die Christen natürlich dem Neuen Testament als letzter und endgültiger Kommentar zu dem ganzen Buch).

Darüber ist die Bibel im Ergebnis ein höchst dialektisches Buch geworden: ein Dialog über die Zeitalter hinweg, als Niederschlag einer immer neu reflektierten Geschichte. Für Muslime ist dagegen der Koran das wahre Buch der Offenbarung. Ein Großteil des biblischen Personals begegnet uns freilich auch dort wieder, jedoch immer anders und immer in einer Art Generalkorrektur. Denn Mohammed, der viele Juden und Christen ebenso wie deren Überlieferung kannte, aber außerhalb ihrer Tradition stand, konnte die vielen Widersprüche der Bibel mit seinem scharfen Blick von außen nicht dialektisch begreifen. Seine eigenen Offenbarungen spiegeln die jüdische Offenbarung deshalb zwar in vielen Suren, Analogien, Anspielungen und Andeutungen – vor allem jedoch in immer wieder neuen „Richtigstellungen" – wider. Anders als das (vom Judentum zurückgewiesene) Neue Testament ist der Koran nach seiner Niederschrift deshalb keine Erweiterung der Bibel der Juden geworden, sondern eine komplette Neufassung: ein Gegenentwurf, eine neue Bibel schlechthin.

Im Koran hatte Gott seinen Willen also nicht vielen Menschen in der Geschichte, sondern einem einzigen Menschen in einem einzigen Akt vollständig entschleiert. Das war Adam. Nach Adam verdunkelte die göttliche Offenbarung sich durch menschliche Verunreinigungen jedoch immer mehr, bis Allah sie deshalb schließlich noch ein letztes Mal ganz rein Mohammed zuteilwerden ließ, dem „Siegel der Propheten", damit er sie für alle Zeiten fälschungssicher aufschreibe. Nachdem die Bibel in tausend Jahren durch die Hände zahlloser Autoren niedergelegt worden war, entstand der Koran mehr oder weniger in einem Menschenalter und ist – mit westlichen Augen betrachtet – vor allem das Werk von Mohammeds Genie. Spätestens unter Othman, dem dritten Nachfolger Mohammeds, wurde die Redaktion des Koran abgeschlossen. Seitdem steht der Koran für immer am Anfang des Islam, als göttliches Fundament, als ein irdischer Abdruck der „Mutter der Schrift" im Himmel. Das Fundament des Judentums blieb dagegen weiterhin eine Sammlung von Erzählungen der Frühgeschichte Israels seit der Bronzezeit: die Vätergeschichte, die Zeit der Landnahme, die Richterzeit. Erst in der Zeit der Könige beginnt die Niederschrift des Buches und kanonisch wurde die Bibel erst endgültig zu Beginn des ersten Jahrhunderts nach Christus. Erst nach und nach hat der Gott Israels in diesem Jahrtausendbuch seine Züge erkennen lassen. Schritt für Schritt tritt er in der Bibel aus dem Schatten aller anderen Götter hervor. In der Geschichte von der Opferung Isaaks beispielsweise tritt er innerhalb von nur fünfzig Zeilen aus der Gestalt des Menschen verschlingenden Molochs als jener neue Gott hervor, der keine Menschenopfer mehr will (auch wenn den Menschen gerade solche Opfer lieb und teuer geblieben sind). Von einem zürnenden Stammes- und Kriegsgott offenbart er sich erst ganz allmählich als der Herrscher des Himmels und der Erde – der dennoch schon auf den ersten Seiten der Bibel einen Menschen nach seinem schöpferischem Ebenbild als Partner schafft.

Über dem Nordportal der Kathedrale von Chartres ist dieser wahrlich göttliche Moment in dem Werk eines christlichen Bildhauers zu bestaunen, wo Gott beim Betrachten der gerade erschaffenen, frei wegfliegenden Vögel auf den Gedanken verfällt, zum Abschluss der Schöpfung noch ein Wesen nach seinem eigenen Bild über die Erde zu stellen! Vielleicht gibt es kein schöneres Bild der Freiheit – an die der allmächtige Schöpfer der Welt sich in der Bibel am sechsten Schöpfungstag verbindlich selber bindet. Es ist kein schöneres Bild unserer westlichen Freiheit, wie man jedoch hinzufügen muss – einer Freiheit, wie sie nur in der jüdisch-christlichen Welt entwickelt wurde. Diese Freiheit ist zur Unruhe der Geschichte geworden, in einer dadurch von Anfang auf die Zukunft offenen Welt. Dem Islam ist sie fremd – und vielen Muslimen bis heute unheimlich – geblieben.

Denn Allah ist, wenn man so will, größer als Jahwe. Er ist nicht ohnmächtig an unsere Freiheit gebunden wie der „Gott Abrahams, Isaaks und Jakobs". „Allahu akbar!" Gott ist größer! Die freie Hingabe an Gott sei deshalb „die einzige Tat der Freiheit, die der Islam kennt", schrieb Franz Rosenzweig am Ende des Ersten Weltkrieges. Das ist die Freiheit der völligen Unterwerfung in den Willen des allmächtigen Gottes. „Heute habe ich den Islam vollendet", heißt es im Koran (7,172 und 5,3), wo der Vertrag zwischen Gott und Muslimen benannt wird, der diese absolute Allmacht Gottes festschreibt. Allah kennt keinerlei Beschränkung. Allahs Antlitz ändert sich nie und hat sich nie geändert. Er hat es nie enthüllt und wird es nie enthüllen. Ein Bund mit den Menschen ist ihm wesensfremd. Allah hat kein Ebenbild. Seine Liebestat an die Menschen ist nicht das Geschenk der Freiheit, sondern die Übermittlung des Koran.

Den Menschen der Antike fehlte das Bewusstsein ihrer Würde von der Gottesebenbildlichkeit. In diesem Sinn ist auch das Menschenbild der Muslime noch ganz antik. Deshalb kennt die muslimische Welt auch keine moderne Demokratie im westlichen Sinn – aber auch nicht den gefährlichen Grad der Entfremdung der Menschen von ihrer Kultur und den Grad der schrankenlosen Säkularisierung, die heute alle westlichen Gesellschaften kennzeichnet. Denn nur in jener Freiheit, die der Geschichte und Welt der Bibel entstammt, konnten die Menschen eines Tages getrost auch Atheisten werden und straflos bleiben dürfen. Nur von hierher konnte eines Tages die fundamentale Freiheit, zu glauben oder nicht zu glauben, als eines der vornehmsten Menschenrechte anerkannt werden. Im Islam bleibt diese Vorstellung bis heute unannehmbar.

Hier darf deshalb prinzipiell auch nur der Allmächtige die Welt verändern, nicht aber die Menschen. Und wohin sollte sie auch verändert werden, wenn sie in der Vergangenheit am reinsten war? Deshalb blickte ja schon Mohammed auf Adam zurück, der gläubige Muslim danach vor allem auf das heilige Buch des Koran, in einem Blick wie auf die Kaaba: wie auf einen vom Himmel gestürzten Stern. Die Zukunft des Islam, wenn sie Gott wohlgefällig sein soll, darf man sich deshalb nicht anders vorstellen als beim Anfang, bei Adam, vor der Zeit des „Ungehorsams". Immer wieder schwillt daher in dieser Welt auch von Neuem die Sehnsucht nach den großen Zeiten von vorgestern für die Welt von morgen an.

So hat der Blick in die Ferne der Vergangenheit und auf den Koran seitdem in der islamischen Welt die Fantasie und den Glauben an die Sprache in all ihrer Schönheit ungeheuerlich bereichert – und den Sinn für die Macht des Wortes außerordentlich geschärft. Der alten Scheu der Juden, den Namen Gottes überhaupt zu benennen, stehen im Volksglauben der Muslime die 99 Namen Allahs gegenüber. In dieser Welt gilt das Wort nicht weniger als das geschichtliche oder gar archäologische Faktum. Im Gegenteil: Hier wird das Wort zum Faktum, nicht weniger geschichtsträchtig und geschichtsmächtig wie eine gewonnene oder verlorene Schlacht – und jeder ist gut beraten, der diese Sichtweise nicht weniger respektiert, als wir unsere Freiheit respektiert sehen wollen. Denn beide Perspektiven haben ja ihre Legitimität und die Welt auf zwei außerordentliche Weisen geprägt. Doch während die Ungeduld und Dynamik der jüdisch-christlichen Geschichte die

Welt in den letzten zwei Jahrtausenden auf nahezu unglaubliche Weise verändert hat, hat sich in den letzten 500 Jahren der Zustand der Fellachen am Nil im Unterschied zur Situation der Bauern am Rhein nicht wesentlich geändert – bis eben auf das Fernsehen, das jetzt aus dem Westen an den Nil gekommen ist. Und bis auf den Assuan-Staudamm, den Taschenrechner, die Autos, die Maschinen und die Satelliten, Mobiltelefone und das Internet, die vom Westen her über den ganzen Erdball gekommen sind. Längst überlappt der Okzident in all seinen technischen Errungenschaften den Orient. Denn die verschiedenen Kulturen sind und waren natürlich nie so rein getrennt, wie sich die Bibel und der Koran vor uns auf dem Tisch nebeneinanderlegen und trennen lassen. Sie durchdringen sich schon seit Jahrhunderten.

Um das Mittelmeer herum stießen die Heere der Kalifen in christliche Kulturen vor, die überall jüdische Gemeinden beherbergten. Jerusalem wurde schon 638 erobert, nur sechs Jahre nach Mohammeds Tod! Im August 846 segelte eine arabische Flotte den Tiber hinauf bis nach Rom und plünderte die Gräber der Apostel. Danach durchdrangen sich die beiden Welten weiter in den Tagen des maurischen Spanien. Spätestens durchdringen sie sich seit den Kreuzzügen.

Später begegneten sie sich weiter in dem Druck der Osmanen auf Europa. Seit der Verteidigung Wiens vor den Türken vor dreihundert Jahren durchdringen sich die Kulturen aber unaufhaltsam fast nur noch von westlicher in östliche Richtung. Der Islam konnte danach den westlichen Kolonialismus nicht mehr abwehren und das Zeitalter der Globalisierung – der westlichen Kultur! – muss heute vielen Muslimen endgültig wie eine letzte tödliche Bedrohung der kostbaren Welt und Werte des Islam erscheinen.

Und mitten in dieser einen Welt stehen nun seit 1948 die Juden den Muslimen erstmals in der Geschichte in einem eigenen Staat gegenüber, herausfordernd stark und selbstbewusst, im Herzland des Islam, nachdem sie ihnen vierzehn Jahrhunderte lang, seit Mohammed, nur als eine Minderheit tolerierter „Feinde Allahs" und Bürger minderen Rechts in den Mauern ihrer eigenen Städte begegnet waren. Umso ungeheurer war daher der Schock der Wiederbegegnung, der seitdem von Palästina aus die Welt nicht mehr zur Ruhe kommen lässt, als ein Stachel im Stolz aller Gläubigen.

Durchzieht zwischen Mittelmeer und Jordangraben also nun ein Riss zwischen der Freiheit und der Willkür die Welt, tiefer als das Tote Meer? Ein Riss zwischen der Vergangenheit und der Zukunft, der Demokratie und der Despotie, der Sprache und der Sache, der Geschichte und dem Mythos, der Erfahrung und der Vision? Schließlich zwischen einem übermächtigen Gott, der die Menschen nicht wirklich nötig hat, und einem sich zurückhaltenden Gott, der die Menschen als freie Mitarbeiter einlädt? Das wird so keiner behaupten können, der das Heilige Land von Nahem beobachtet. Übermut beherrscht in vieler Hinsicht die Ebene und die Hügel, wo die Herrschaft der Freiheit nicht automatisch zu einer Herrschaft des Rechts führt. Zudem genügt ein zweiter Blick, um zu sehen, dass dieser Riss weiterhin alle Städte der Erde zerreißt, von Bagdad bis San Salvador. Es ist derselbe Riss, der durch unsere eigenen Herzen verläuft. Denn obwohl die gegensätzlichen Offenbarungen verschiedene Welten hervorgebracht haben, haben sie die Natur des Menschen ja doch nicht verändern können.

Dennoch ist das Heilige Land nun zu einer geografischen und politischen Schnittmenge gegensätzlichster Welten geworden, die sich bis jetzt noch nicht wirklich als komplementär und ergänzend und bereichernd begreifen können und wollen: westlich und östlich, jüdisch und muslimisch, säkular und gläubig. Jetzt wohnen Israel und Ismael inmitten des globalen Dorfes vor unseren Augen plötzlich in einem Haus zusammen, so nah und fremd wie nie zuvor, zusammen mit Kain und Abel, in einem Zimmer, und Jakob, der mit dem Engel ringt, mit zündelnden Streichhölzern über dem Pulverfass des blauen Planeten. Doch kein Schlachtfeld wird dieses Ringen entscheiden und kein nuklearer Blitz. Diese Begegnung ist endgültig zu einer Auseinandersetzung geworden, in der sich jeder Sieg über den anderen strikt verbietet, wenn die ganze Welt nicht von Jerusalem aus in Brand geraten soll. Hier zeigt sich wie nirgendwo sonst, dass der sogenannte „Zusammenprall der Kulturen“ vor allem eine Herausforderung ist, wie die Erde sie noch nicht gesehen hat, wahrhaftig als „mission impossible“.

Denn wie soll es Israel je gelingen, in diesem Konflikt das Glück und die Freude der Freiheit noch einmal neu als Einladung für die Welt des Islam zu öffnen? Und wie kann die säkularisierte westliche Welt vom Islam noch einmal neu die Hingabe des Gebets lernen – und den existenziellen Ernst, mit dem Muslime auf die Schöpfung Allahs schauen? Gewiss ist nur, dass sich die Welten jetzt zum eigenen Überleben gegenseitig dringend brauchen – dass sie sich gegenseitig zu Hilfe kommen müssen gegen die Liebhaber des Todes auf allen Seiten, gegen die Mörder und Selbstmörder und Zeloten in allen Lagern, die einzelne Sätze ihrer jeweiligen Überlieferungen zum Vorwand für Gewalt und Terror missbrauchen. „Irrlehren sind wild gewordene Teilwahrheiten", hat G. K. Chesterton am Anfang des letzten Jahrhunderts erkannt. Solche totalitären Versuchungen und Verirrungen sind leider immer wieder zu Heimsuchungen der Gläubigen des Islam, des Judentums und der Christenheit geworden und jener Welten, die aus den drei monotheistischen Religionen entstanden sind. „Alles vergeht, außer dem Antlitz Gottes", heißt es in der 28. Sure des Koran. Jetzt liegt die Beweislast bei Juden und Christen, noch einmal glaubwürdig zu bezeugen, dass Gott schon vor aller Zeit den Menschen wahrhaftig nach diesem Antlitz geschaffen hat und natürlich auch das Gesicht der Muslime. „Ein entwaffnetes Gesicht", schrieb Emmanuel Lévinas, „kann den anderen entwaffnen."

Freilich nicht immer. „Wenn es mir eines Tages geschehen sollte, dass ich ein Opfer des Terrorismus werde", wandte sich dennoch der Trappistenmönch Christian de Chergé am 1. Januar 1994 in Tibherine in Algerien (wo er am 21. Mai 1996 von Extremisten der Islamischen Heilsfront ermordet werden sollte) in einem Abschiedsbrief an seinen potenziellen Mörder, „dann gilt mein DANKE auch Dir, Freund der letzten Minute, der Du wohl nicht gewusst hast, was Du tatest. Und Dir gilt auch dieses À-DIEU, das Dein Gesicht angenommen hat. AMEN! Inch'Allah!"

Hebron

8. Oktober 2001

Am 9. Oktober verzeichnet der römische Heiligenkalender das Fest des Patriarchen Abraham, des Stammvaters der verfeindeten Verwandten Israel und Ismael, von dem schon der Hebräerbrief sagt: „Abraham war ein Fremder im eigenen Land." – Zwei Tage vorher, als Amerika die ersten Angriffe gegen die Taliban vortrug und Osama bin Laden auf einem Video in den Bergen Afghanistans den heiligen Krieg gegen alle Christen und Juden erklärte, hatte der gleiche Kalender wieder wie jedes Jahr an die Seeschlacht von Lepanto vom 7. Oktober 1571 erinnert. Der kaiserliche Admiral Andrea Doria hat damals in einem Überraschungssieg in höchster Not den Türken eine vernichtende Niederlage beigebracht, die den Niedergang des gesamten Osmanenreiches einleiten sollte. Eher unwahrscheinlich, dass nun ein General im Pentagon bei der Festsetzung des Angriffstermins an jene Zeit gedacht haben mag, als der Papst die Christenheit noch zum Rosenkranzgebet gegen die feindlichen Heere und Flotten aufgerufen hatte. Und völlig ausgeschlossen scheint es, dass die abrahamitischen Religionen heute über ihren gemeinsamen Stammvater noch einmal einen Weg aus ihrem Konflikt heraus zum Frieden finden.

Im Gegenteil, 3000 Jahre, nachdem Abraham aus der Gegend des heutigen Irak in Hebron ein „Feld mit einer Höhle und allen Bäumen" für 400 Silberstücke von dem Hethiter Efron als Grablege für sich und seine Frau Sarah gekauft hat, ist das Grab des Patriarchen in der muslimisch-palästinensischen Stadt zu einem Krisenherd der ganzen Welt geworden, wo 150 jüdische Siedler unter 160.000 Arabern wie in einer Wagenburg leben. In der frühen Bronzezeit hatte Abraham den Glauben an den einen Gott entdeckt und sich von diesem Gott bewegen lassen. Unter dem reichhaltigen Götterhimmel der Antike wurde er damals zum Vater der drei monotheistischen Religionen im Judentum, dem Christentum und des Islam, denen sich die moderne Welt verdankt und die sich darin einig sind, dass die Welt sich nicht willkürlichen Kräften verdankt, sondern von einem einzigen guten Schöpfer geschaffen wurde.

Heute sind die meisten Zufahrten in die Stadt seit Langem mit großen Geröllhaufen versperrt, die letzten offenen Zufahrten durch militärische Checkpoints streng gesichert. Seit Jahren ist die Schahada-Straße wie ein Käfig abgeriegelt, wo mitten im Souk die Siedler wohnen. Freitagnacht ist die israelische Armee wieder in zwei Stadtviertel eingedrungen. Bis Samstag gab es sechs Tote, in der Nacht zum Sonntag zwei, letzte Nacht wieder einen „Märtyrer", wie ein Mann auf dem Markt sagt, der gerade seine rot leuchtenden Granatäpfel wieder einpackt, bevor der Streik beginnt. „Ein Kämpfer der Hamas?" „Nein, ein Taxifahrer, der eine Familie von einer Feier heimbringen wollte. Er hatte nicht schnell genug gebremst, da traf ihn eine Kugel ins Herz. Heute Nachmittag wird er beerdigt." Die Nächte sind zur Zeit der Kämpfe geworden, wo die Menschen blind sind, alle Katzen grau und die Stadt nur vor den Soldaten der Armee mit ihren Infrarotgeräten so hell daliegt wie am Tag. Am Nachmittag haben alle Geschäfte und Läden wieder im Protest geschlossen.

In dem steilen Viertel über dem Abrahamsgrab herrscht Ausgangssperre, an die sich nur Kinder nicht halten, deren Eltern sie nicht in den engen Wohnungen halten können. Hinter jeder Ecke lauern sie johlend mit Steinen in der Hand, bis wieder ein in schwere Dieselwolken eingehülltes Panzerfahrzeug vorbeirasselt, und kreischen vor Vergnügen, wenn die Fahrer angstvoll vor ihnen Gas geben. Eine Straßenecke weiter versucht ein monströs gepanzertes Räumfahrzeug, unbeholfen große Betonblöcke auf die Straße zu wie Bauklötze zusammenzuschieben, und stößt beim Zurückrangieren eine Mauer ein. Eine einzige Frau sitzt vor der Außenmauer des Patriarchengrabes und wiegt sich einsam im Gebet. Sonst scheint Hebron heute völlig leer im Innern aller Absperrungen, wo sich jetzt nur die Spatzen mit lautem Geschrei über die Oliven der Ölbäume hermachen und streiten.

„Am Schluss werden wir auch mit den Arabern in Frieden leben", sagt Dr. Schimon Matthews auf einem anderen jener vielen Hügel Judäas um Jerusalem, wo er seine orthodoxen Patienten mit chinesischer Akupunktur behandelt. „Denn die Bibel erzählt ja davon, dass beim Tod Abrahams plötzlich auch sein verstoßener Sohn Ismael wieder nach Hebron kam, wo es heißt: ‚Seine Söhne Isaak und Ismael begruben ihn in der Höhle von Machpela bei Mamre.' – Auch unsere Versöhnung wird darum aber erst am Ende der Tage geschehen. Sollen wir sie uns deshalb für heute schon wünschen?"

Zwischen den Fronten

23. Oktober 2001

Die Krippenstraße in Bethlehem ist ausgestorben. Am ersten verregneten Morgen dieses Herbstes kommt einem knapp vier Kilometer vom Stoßverkehr Jerusalems entfernt auf der nördlichen Hauptgeschäftsstraße der Geburtsstadt Davids und Jesu nur noch das Gespenst des Krieges entgegen. Keine Katze wagt sich ins Freie, kein Mensch zu sehen. Durchsiebte Autos parken quer am Bordstein, platt gewalzte Mülltonnen versperren den Weg, Panzerketten haben das Pflaster aufgerissen, viele Wagen demoliert und ein Auto wie mit einer Schrottpresse platt gewalzt. Alle Türen sind mit Stahltüren verriegelt. Ein Laternenpfahl ist umgeknickt. Rußgeschwärzte Fassaden, durchschossene Fenster und Splitter überall und leere Patronenhülsen. Plötzlich zerreißt ein Feuerstoß aus dem Paradies-Hotel die Totenstille, vielleicht 50 Meter hinter uns. Plötzlich antwortet vor uns Kalaschnikow-Geknatter dem Feuer hinter unserem Rücken, plötzlich knallt und kracht es von allen Seiten, wie mitten in einem Feuerwerk. Die Krippenstraße Bethlehems ist zur Combat-Zone geworden.

Ein Steinwurf vor dem verrammelten Restaurant, wo wir letzte Woche noch Lamm gegessen haben, ruft uns ein altes Ehepaar unter den Kugelhagel hindurch in einen Hauseingang, der Mann gelb im Gesicht und nass vor Schweiß, mit einem Plastiksack in der Hand. Können wir ihn mitnehmen? Er riecht streng im Auto. Der Mann hat seinen Urin nicht halten können. Bethlehem stinkt vor Angst. Eine Straßenecke weiter kauert eine Gruppe schwarz gekleideter Milizen auf einer Treppe, die automatischen Waffen im Anschlag. Ein Wunder, dass es bei dem Trommelfeuer der letzten Tage nur so wenige Tote gab. Am Mittwoch wurde Ahmed Abayat auf dem Nachhauseweg von Siedlern erstochen, am Donnerstag kamen drei Brüder der Abayat-Familie in einer Bombenfalle ums Leben, am Freitag starben der junge George Abu Eid und Abu Srour in verirrten Kugeln und Maryam Subai, eine Mutter von sechs Kindern. Am gleichen Tag kam die schwangere Rihab Nofal zusammen mit ihrem Kind in einem Ambulanzwagen um, mit dem sie nicht durch die Kontrolle zum Krankenhaus durchgelassen wurde, und Aischa Odeh, eine Mutter von acht Kindern, und am Sonntag der taubstumme Mohammed Suleiman Baraka: 16 Tote insgesamt seit letztem Dienstag. Jetzt versammeln sich in der Hirtenstraße die Angehörigen eines 17-jährigen Ministranten, den am Sonntagmorgen ein Hochgeschwindigkeitsgeschoss auf dem Krippenplatz in die Schläfe traf, als er mit seinen Neffen spielte. Der Wind weht ein Flugblatt mit der Erklärung des Papstes vom Sonntag aus Rom über den belebten Platz: „Im Namen Gottes sage ich noch einmal: Gewalt ist für alle nur ein Weg des Todes und der Zerstörung; sie entehrt die Heiligkeit Gottes und die Würde des Menschen." Die Regierungen in aller Welt müssten von Israel verlangen, die „dramatische Gewaltanwendung" in den Palästinensergebieten zu stoppen, die nun bis in den „Geburtsort unseres Erlösers" vorgedrungen sei, wo alle Bewohner das „Geschenk" hätten, in dem Land zu leben, das Juden, Christen und Muslimen heilig sei. Hier müssten Palästinenser und Israelis endlich zu der „Würde zurückfinden, die Gott ihnen gegeben hat".

Der Checkpoint aus der Stadt heraus ist undurchlässig von einer Festung aus fünf schweren Panzern und Bulldozzern mit lässig freundlichen Soldaten der Armee versperrt, an denen vorbei eine Familie mit einem Kleinwagen aus Bethlehem zu fliehen versucht. Blaulicht erhellt die Straßen Jerusalems. Am Zionsplatz demonstrieren über 80.000 Menschen mit Plakaten, auf denen sie Osama bin Laden neben Arafat als „Twins" vorstellen. Am Stadtrand bei Gilo liegen die Lichter von Beit

Dschallah funkelnd wie Damaskus auf der anderen Seite des Tals. Geschützfeuer flackert fahl in den Straßen auf, Rauch steigt in die Höhe. Eine schwere, schwarze Wolke senkt sich aus dem Nachthimmel auf Bethlehem herab.

* * *

War das alles nur ein böser Traum? Am nächsten Morgen strahlt die Sonne in aller Pracht über den judäischen Hügeln. Am Checkpoint ist kein einziger Panzer mehr zu sehen. Alle Glocken Bethlehems läuten auf einmal. Sogar der seit einem Jahr gesperrte Eingang in die Stadt am Grab der Matriarchin Rachel ist freigeräumt. Nach einem Aufruf der Patriarchen haben sich Hunderte von Christen aller Denominationen vor der Stadt versammelt, um die Blockade in einem „Pilgerzug der Solidarität“ und einem langen Autokonvoi zu durchbrechen – mit vielleicht noch einmal so vielen Medienvertretern aus aller Welt. Die Soldaten winken sie durch. Jubel empfängt die Fahnen und Kutten der Pilger auf dem Krippenplatz. Vielen der geröteten Gesichter der palästinensischen Sprecher sieht man das Blut der Kreuzfahrer noch deutlich an, die vor 800 Jahren neben einer Vielzahl von Bauten auch einen enormen Gen-Pool im Heiligen Land hinterlassen haben. Jetzt ist es, als klänge in ihren Gebeten und Gesängen ein letztes Echo auch jener Freude nach, die sie im Jahr 1099 wohl bei der Sprengung der Belagerung Antiochiens empfunden haben müssen. Jubel empfängt auf dem Krippenplatz die Fahnen und Kutten dieser ökumenischen Prozession aus lateinischen, armenischen, melkitischen, maronitischen, lutheranischen, syrischen oder koptischen Christen, von denen die allermeisten Palästinenser sind. Vom anderen Ende des Platzes ruft der Muezzin zum Mittagsgebet der Muslime. In der lateinischen Katherinenkirche neben der Geburtsgrotte aber mischt sich Erleichterung in alle arabischen Gesänge und Gebete – und ungläubiges Staunen, dass ausgerechnet ein Pilgerzug den Belagerungsring um Bethlehem aufgebrochen hat. Für heute. Morgen ist ein neuer Tag.

Blutige Hemden auf weißen Steinen

2. Dezember 2001

Kurz vor Mitternacht zerreißt eine Explosion die Nacht über den Dächern Jerusalems, so nah, als wäre es vor der Haustür, blitzschnell gefolgt von einem stählernen Echo. Das war keiner der brutal lauten Kracher, die in diesen Ramadan-Nächten immer wieder die gereizten Nerven erschrecken. Eine Minute später setzt schon das Konzert der Martinshörner ein. Aus allen Richtungen jagen Fahrzeuge mit wimmerndem Heulen nach Westen, ein einziger heulender Schreckenschor. Ein Nachbar keucht die Hamalka-Straße hoch, die Waffe in der einen, die Uniformjacke in der anderen Hand. „Das war eine Doppelbombe, das riech ich bis hier!" Kinder kommen uns mit ihren Müttern entgegengelaufen. Jugendliche überall, jedermann presst ein Handy an sein Ohr.

Der Vollmond hängt über den Mauern. Nach sintflutartigen Regengüssen war es heute noch einmal lau geworden, der Abend schon fast wieder lind. Nach der Sabbatruhe ergreift ausgelassene Lebensfreude jeden Samstagabend immer neu den Westteil der Heiligen Stadt, in einer Explosion jugendlichen Lebenshungers, vor allem rund um den Zionsplatz. Discos reihen sich da an Cafés. Nirgendwo sonst ist deshalb auch schon vormittags das Sicherheitsaufgebot stärker als an diesem Platz, wo die Ben-Jehuda-Straße in das Dreieck des Platzes mündet.

Jetzt ist genau hier kein Durchkommen mehr. Jetzt beherrscht ein Jahrmarkt des Grauens dieses Zentrum des Westens: eine pfeifende, kreischende Kirmes des Entsetzens. Flackerndes Rotlicht hüllt die Jaffastraße von oben bis unten in zuckendes Lichtgewitter. Geschrei in allen Ohren, aus tausend Kehlen. Fünf, sechs, sieben, acht Menschen liegen verkrümmt und verrenkt am Ende der Ben Jehuda auf dem Boden. Rohes Fleisch und Knochenteile kleben wie wahllos wegeworfener Abfall mitten auf dem Pflaster der Fußgängerzone. Da liegt ein Schuh, dort ein menschlicher Kopf, mit aufgerissenen Augen, da vorne ein abgerissener Arm. Einer reglosen Frau ist ein Blechsplitter von hinten zur Brust hinaus durch die blutgetränkte Bluse gedrungen. Blut rinnt aus ihrer Nase. Ein halbnackter Junge wird im Laufschritt auf einer Bahre durch die Menge getragen, übersät mit Splitterwunden. Oder ist es ein Mädchen? Es ist ein Körper, ein hilfloses Bündel Mensch. Blutige Hemden und Hosen bedecken die weißen Steine Jerusalems.

Eine Ambulanz nach der anderen bahnt sich durch die Menge, wird hektisch mit immer neuen Verletzten beladen und fährt heulend wieder ab. Militärjeeps halten mit quietschenden Bremsen an, mit zehn, zwanzig Männern und Frauen als Besatzung. Männer und Frauen? Es sind selbst halbe Kinder, in panischer Furcht, die zwischen die Menschen springen und sie in die Nebenstraßen zurückzustoßen suchen. Heilloses Durcheinander beherrscht die Kreuzung. Schwarz gekleidete Jugendliche mit Hut und Schläfenlocken drängen gegen hysterische junge Polizistinnen, Frauen sinken im Schock zu Boden, fallen gegen Straßengitter. Mit grell leuchtenden Plastikbändern wird ein Sicherheitsareal des Schreckens im Herzen der Stadt abgezäunt. Über Megafon versucht ein massiger Sicherheitsoffizier die Schaulustigen nach Hause zu kommandieren. Erste Fernsehteams drängen nach vorn durch die Absperrung und werden an ihren Ärmeln zurückgezerrt. Nur Palästinenser aus dem nahen Ostteil sind unter all den Gesichtern nirgendwo mehr zu entdecken.

Da zerreißt plötzlich noch einmal eine Detonation das Tohuwabohu aus Tränen und Geschrei. Plötzlich stieben die Menschen selbst wie in einer Explosion auseinander. Ging eine neue Bombe in der Menge mitten unter ihnen hoch? Es ist nicht zu erkennen. Blechteile stürzen aus dem Nachthimmel herab in das Chaos aus nervösen Leibern und flackerndem Rotlicht. Fahler Feuerschein leuchtet lodernd hinter dem nächsten Haus in das Schwarz des Himmels empor. Eine Autobombe sei in der Nebenstraße hochgegangen, weiß ein Offizier, doch ohne Opfer. Erst eine Stunde später ist der Horror wieder mit jener professionellen Routine eingehegt, die Sicherheit so gut simuliert und doch schon lange nicht mehr herstellen kann. Im Radio klettern die Zahlen der Toten derweil wie ein anspringendes Fieberthermometer an: 1, 3, 10 – 70, 80, 100, 180. Noch in der Nacht dringen im Norden wieder Panzer zur Vergeltung nach Dschenin ein. Arafat lässt zehn Verwandte der Attentäter festnehmen. Vor dem Fenster galoppieren vier Polizisten nach Osten. Minuten später heißt es im Fernsehen, in der Salah e-Din-Straße sei ein Mann bei einer Kontrolle erschossen worden. Während des Mittagessens fliegt bei Haifa ein Bus in die Luft: mit 16 neuen Toten. Für die letzten Christen des Landes hat der erste Advent begonnen. Auf dem Zionsberg wird die Festzeit in der katholischen Basilika mit einem jubelnden Lied des evangelischen Pastors Philipp Nicolai begonnen, von 1599, aus Hamburg, vom Vorabend der grauenhaften Religionskriege im alten Europa: „Wach auf, du Stadt Jerusalem!"

Ausnahmezustand

3. Dezember 2001

Am Tag nach den Morden ist es kalt und winterklar über den judäischen Bergen geworden. Vom Meer her treibt der Wind große Wolkenbänke zur Wüste hin, fegt hier oben durch die Straßen der beiden Schwesternstädte, biegt die Ölzweige und Palmwedel und zerrt an Mänteln, Kutten, Perücken, Jacken und Schals. Es gibt keine Stunde null nach den Attentaten und auch keinen Tag eins. Es waren nicht die ersten und es werden nicht die letzten Gräuel im Heiligen Land gewesen sein, die am Sonntag von hier aus wieder die ganze Welt erschütterten – und die so viele Familien in einen jähen Abgrund der Trauer stürzten. Das Verbrechen beherrscht die Schlagzeilen an allen Kiosken. Wieder und wieder werden die grauenvollen Bilder auf der Netzhaut gespiegelt, die trotz allem Grauen im letzten Jahr doch auch schon traurige Routine geworden sind. Daneben geht das Leben weiter in beiden Orten, wie der fließende Verkehr, doch nun fließt er für ein paar Tage wieder in unverbundenen Gefäßen. An der Tankstelle in Jerusalem konnte der Wagen heute nicht gewaschen werden, weil die Arbeiter nicht aus Ramallah kommen konnten, ebensowenig wie Mohammed, der Gärtner, der sich ohnehin immer verbotenerweise über Schleichwege nach Jerusalem durchschlägt, um seine acht Kinder in Bethlehem zu ernähren. In der Ben-Jehuda-Straße sind Glaser und Schreiner bei der Arbeit, um die Läden links und rechts wieder instand zu setzen, deren Schaufenster das höllische Gemisch der Schrauben und Nägel zersplittert hat. Pfeifen von Bohrern und Hammerschläge hallen in den Mauern. Ein Versicherungsagent mit Aktentasche wechselt vor der Tür eines Brillengeschäftes noch ein paar Worte mit dem Besitzer, bevor er sich schon auf den Weg zu seinem nächsten Klienten macht. Vor dem zerbrochenen Fenster flackern ein paar Windlichter bei dem verwelkten Kranz, den General Zinny am Sonntag im Namen der amerikanischen Regierung mit Präsident Katzav an der Stelle niedergelegt hat, wo sich einer der beiden Selbstmörder in die Luft gejagt hat. Hundert Meter höher stehen einige Beter vor einem zweiten Blumengebinde und flackernden Kerzen im Wind. Die Polizei hat ohne ersichtlichen Grund noch ein kleines Areal in der Fußgängerzone mit Gittern abgesperrt und beschützt es von innen mit zehn schwer bewaffneten Beamten. Zwischen den vorbeieilenden Käufern und Verkäufern drängen sich einige Fußgänger gegen die Gitter und starren auf den Boden – vier oder fünf Fernsehteams unter ihnen, die hier immer noch nach Bildern suchen für etwas, was der Verstand nicht fassen kann. Zwei Passanten geben großen Fernsehsendern Interviews, der eine französisch, der andere englisch, beide darin einig, dass Jassir Arafat allein für diese Gewalt verantwortlich sei und nun endlich gejagt werden müsse wie Osama bin Laden. „Wir müssen es machen wie die Amerikaner in Afghanistan!", zitieren beide „Bibi" Netanjahus Statement vor dem Sender CNN vom Sonntag. Neben ihnen parkt ein Militärjeep mit laufendem Motor und flackerndem Blaulicht und in der Jaffa-Straße ein Polizeiwagen mit dem üblichen Blau-und-Rot-Geflacker, die vorletzte Nacht noch ganz und gar eingetaucht war in das irrlichternde Rot der Ambulanzen. Eine Ecke weiter hat das „Sbarro" schon vor Wochen wieder neu eröffnet, schöner und eleganter als je zuvor, das im August von einer Terrorbombe zerfetzt wurde – und ist jetzt schon wieder brechend voll. „Das Leben geht weiter", sagt der Mann in der Wechselstube, „die Geschäfte gehen schlecht genug." – „Ja, die Geschäfte gehen schlecht, aber sie gehen, allhamdullilah", sagt auch Abu Hassan in einer Wechselstube des Damaskustores zur Altstadt, „was denn sonst! Es ist so still, so gespenstisch still. Nur Gott weiß, was weiter geschehen wird. Was wollen sie jetzt noch machen?"

Der Checkpoint nach Bethlehem ist so leer wie der nach Ramallah, wo sich der Verkehr in den friedlicheren Tagen des letzten Jahres meist kilometerweit staut. Kein Palästinenser darf diese Grenze mehr passieren, die Israelis seit Langem nur noch in Panzerwagen überqueren. „Wie die Amerikaner in Afghanistan?", fragt hinter den frierenden Soldaten Ziad, ein junger Computerspezialist. „Aber wie das denn? Die Amerikaner wohnen tausend Meilen von Kabul entfernt. Wir leben doch hier zusammen." Arafat hat außer den Polizisten jedem das Waffentragen verboten. Doch unzählige Wände in Bethlehem zeigen immer noch Plakate von „Märtyrern" mit Waffen in den Händen, die im letzten Jahr unter israelischem Feuer umgekommen sind. „Was werden sie machen?", fragt ein Restaurantbesitzer in seinem völlig leeren Lokal. „Rollen sie noch einmal hier ein? Werden sie noch einmal zehn töten oder 20, bevor sie dann wieder zurückrollen? Was wollen sie machen? In diesem Krieg stecken wir alle in der Falle. Dieses Töten kann von keinem gewonnen werden." Er lacht stoisch und schließt die Tür, um für seine Familie noch etwas einzukaufen. Der Ramadan sei ihm wichtiger als alles andere, sagt er, und dass er jetzt ein paar „Atayeff" einkaufen geht, kümmelduftende Pfannkuchen, mit denen sie heute Abend zuhause das Fasten brechen wollen. Knaller und Kracher gehen in der Dämmerung hoch, die hier nur jene schrecken, die ihren Knall nicht von dem Krachen der Geschütze und wahren Schüsse unterscheiden können. In der Altstadt Bethlehems drängt und schiebt sich der Verkehr wie durch die Salah e-Din Jerusalems oder wie durch die Suleimanstraße, mit pausenlosen Hupen und wahnwitzigen Überholmanövern, im märchenhaften Chaos des Alltags. Arafat hat den Ausnahmezustand ausgerufen. „Was heißt das?", fragt Ziad. „Hier ist immer Ausnahmezustand!"

Vereint in Ratlosigkeit

8. Dezember 2001

Das hat es hier in Jerusalem noch nie gegeben. Gerade hinter der nächsten Ecke parkte vorgestern eine mobile Röntgenstation der Sicherheitskräfte, in der plötzlich mitten auf der betriebsamen Prophetenstraße die Einkaufstaschen aller Hausfrauen durchleuchtet wurden wie Koffer auf dem Flughafen. Die Apparatur war ein Duplikat der Anlage, mit dem vorher auch schon das Handgepäck der Passanten untersucht worden war, die weiter oben in der Stadt vom Zionsplatz in die Ben-Jehuda-Straße einbogen – gerade da, wo am letzten Samstagabend die mörderischste Bombe hochging: im innersten Zirkel aller Sicherheitsvorkehrungen.

Gestern ist das Röntgenkommando dann wieder aus der Prophetenstraße abgezogen. Zwei Polizeipferde stehen jetzt da am Straßenrand angebunden. Am Himmel schwebt ein Beobachtungszeppelin wie fast an jedem Freitag im letzten Jahr und am späten Vormittag umringen wieder Tausende von uniformierten und zivilen Sicherheitskräften die Altstadt Jerusalems, mit Knüppeln und Schusswaffen, wo sich in diesem Jahr die Festkalender der muslimischen und jüdischen Bevölkerung auf ganz besonders brisante Weise kreuzen. Während unzählige Beter noch vor und zurück zum Freitagsgebet vor die Al-Aksa-Moschee auf den abgesperrten Tempelberg strömen, göttlich gerührt von der Fastenzeit des Ramadan, erledigen jüdische Mütter noch schnell letzte Einkäufe vor Chanukka, dem jüdischen Lichterfest, das an den einzigen jüdischen Tempel erinnert, dessen Reste unter dem Tempelplatz vor der Al-Aksa-Moschee unberührbar im Boden schlummern. Am späten Nachmittag treffen die klagenden Rufe der Muezzine von den Minaretten – die der Wind wie Papierfetzen über die Stadt treibt – in der Höhe wieder auf jenen Sirenenton, der in Jerusalem immer als eine Art himmlischer Fliegeralarm von der Jaffastraße her die „Braut Sabbat“ begrüßt. Es gibt nur unentrinnbare Nähe unversöhnter Welten, aber keine Garantie auf Unversehrtheit in der Heiligen Stadt.

Weder Hochsicherheitszonen noch die Sicherheitsstufen 1 oder 1 plus können deshalb je tatsächliche Sicherheit versprechen – trotz aller gegenteiliger Erklärungen. Wie viel Bomben haben wir trotz aller Sicherheitsmaßnahmen im letzten Jahr allein persönlich gehört, wie viel Schüsse und Geschützdonner? Oder Feuerwerke über der Stadt, mitten in der Intifada, deren Explosionen zunächst kaum weniger erschrecken? Wegen der Gewalt im Heiligen Land ist noch kein einziges der vielen Feuerwerke über Jerusalem je abgesagt worden. Drei richtige Bomben freilich sind im letzten halben Jahr auch in Sichtweite vor uns hochgegangen, auf dem Schulweg, bei der Arbeit oder bei einem Spaziergang. Der Freund einer Schulfreundin der Tochter hat das Attentat vom letzten Wochenende nicht überlebt. Jeder kennt jemanden, der irgendjemanden kennt, der im letzten Jahr gewaltsam ums Leben kam. Das sogenannte „normale Leben" kann aller Terror dennoch nicht wirklich aufhalten, und wie sollte es auch. Das Leben ist bedrückend geworden, die Abwesenheit wahrer Friedenspolitik beklemmend. Doch wirkliche persönliche Angst kommt nur selten auf. Vielleicht ist die menschliche Natur dafür nicht ausgelegt. Hat es nicht immer andere getroffen? Zermürbender und bedrückender wird deshalb von Tag zu Tag vor allem die Angst um andere: die Angst der Mütter um ihre Söhne, die als Soldaten im Westjordanland Dienst tun, der Frauen um ihre Männer auf Dienstfahrt oder der Eltern um ihre Kinder in der Schule bei jeder Detonation in der Stadt.

Nach Einbruch der Dunkelheit staut sich der Verkehr auf der südlichen Schnellstraße von Tel Aviv nach Jerusalem, während die schönere nördliche Verbindung, die ein Stück weit durch das Westjordanland verläuft, fast leer bleibt. In der Stadt selbst ist freilich nicht nur vor dem Sabbat der Mahane-Jehuda-Markt bis in den späten Abend hin so voll, dass

Autos auf der oberen Jaffa-Straße kaum durchkommen, wo die Straße den Markt durchquert, der schon mehrmals Ziel selbstmörderischer Mörder war. Kein Attentat hält den Verkehr und das pulsierende Leben je wirklich für mehr als ein paar Schreckensstunden auf und auch nicht die Furcht vor der nächsten Bombe. Hin und her laufen Hunderte mit vollen Taschen durch den Verkehr in das nahe Viertel der Frommen, die Frauen mit verrutschten Perücken, die Männer mit zerzausten Bärten. Kein Mensch geht aus Angst nicht einkaufen und erst recht kein Frommer. Angst essen Seele auf, aber sie macht nicht satt.

Doch Angst macht traurig und auf Dauer wohl auch krank in der Daueranspannung des Alltags – hinter der allgegenwärtig auch immer die wirkmächtige Ebene des Virtuellen lauert. Die Welt des Fernsehens, der Zeitungen, der Nachrichten, der immer wiederkehrenden Bilder zersprengter Busse, vorrückender Panzer, fliehender Kinder oder Fotos immer neuer Familien, die sich gegenseitig vor frischen Gräbern vor dem Zusammenbrechen stützen. Es ist ein Raum, der sich inzwischen fast ganz durch die Abwesenheit des Politischen auszeichnet, ohne jede Vision. Es ist ein Raum der Erschöpfung, der Enttäuschung, der Verbitterung und wortreicher Ratlosigkeit vor dem Terror derer, die keine Militärmaßnahme wirklich schrecken kann, weil sie den Tod nicht mehr fürchten. Schon vor Monaten beschrieb die Zeitung „Ha'aretz" in einer ihrer Wochenendausgaben „50 Arten, der Wirklichkeit zu entfliehen" – die von den beliebten Reisen nach Indien bis zum Genuss harter oder weicher Drogen reichte. Die Liste solcher Verdrängungen und Verlockungen wurde seitdem nicht kürzer, die sich vor allem aus der Sehnsucht speist, endlich einmal ein wenig in einem Reich des Imaginären verweilen zu können, wo Polizeisirenen nichts sind als Polizeisirenen und ein Knall nichts als ein Knall – die im schlimmsten Fall nur auf einen Autounfall oder eine Gasexplosion hinweisen, aber nicht immer wieder auf eine neue Katastrophe.

Das Land ist hoffnungslos geworden – und das ist wohl das Schlimmste, was ihm passieren konnte. In diesem Zustand gibt der Boden ständig nach, bei jeder Nachricht aus dem Feuer des Konflikts. Derzeit gibt es einen Andrang auf die Eliteeinheiten der Armee wie nie zuvor, die in den besetzten Gebieten tödliche Kommandounternehmen ausführen, heißt es. Aber auch die Kader der Selbstmordattentäter der Hamas sollen Zulauf haben wie noch nie. Nicht alle von ihnen sind jugendlich. Ende August war es ein Lehrer aus dem sbgesperrten Dorf Abud, der sich „mit einem Lächeln" in der Prophetenstraße in die Luft sprengte, nachdem er eine Woche vorher hatte erleben müssen, wie Soldaten mit Bulldozern die Ölbäume ausrissen, die sein Großvater gepflanzt hatte. Und erst Anfang dieser Woche ließ sich vor dem Hilton-Hotel in der King David-Straße in der Früh ein 41-jähriger Mann aus dem Dorf Hortaf bei Bethlehem von einer Bombe in Stücke reißen. Vor zwei Monaten war er erst aus einem israelischen Gefängnis entlassen worden, in dem er zehn Jahre gesessen hatte. Und erst vor wenigen Tagen war sein 15-jähriger Sohn im Feuer der Armee umgekommen.

Doch jetzt scheint sich für eine Zeit lang der Himmel des Landes zu erbarmen. Der Winter ist da, zum Wohl auch der Sicherheit. Eisige Wolkenbrüche haben sich letzte Woche als Sintfluten durch die Straßen ergossen, bei denen nicht einmal ein Selbstmörder vor die Tür geht. Das ist in diesen schwarzen

Tagen noch das Beste für das ausgetrocknete Land, wo mehr als Angst nur noch Ratlosigkeit die beiden Völker vereint, die hier zum Frieden nicht finden können.

Welcome to Ramallah

14. Dezember 2001

Vor dem Kalandia-Checkpoint leuchtet das letzte Laub eines Feigenbaums als durchsichtige Lichterkette in der Wintersonne. Lautes Hupen vorne, hinten, links, rechts: Musik der gereizten Nerven. Kinder laufen zwischen den eingeklemmten Autos hin und her und bieten Plakate mit Bildern der zerbombter Häuser zum Kauf an. Selbst im stehenden Stau versucht fast jeder Fahrer seinen Nachbarn in waghalsigen Manövern zu überholen. Die märchenhafte Begabung der Palästinenser zum Chaos wird hier nur noch gesteigert durch die Willkür, mit der israelische Soldaten am engen Nadelöhr des Checkpoints selbst den vielspurigen Verkehr passieren lassen, anhalten oder manchmal auch für eine Weile ohne jeden Grund vollständig blockieren. Rechts balancieren Frauen in Trachten zu Fuß große Ballen auf dem Kopf durch das Geröll neben der Straße. Große Felsbrocken mitten auf der Straße halten neuerdings die Fahrspuren hinter dem Checkpoint auseinander. Steinzeit. Ansonsten: Business as usual. Welcome to Ramallah.

Nur der Verkehr ist heute am Stadtrand so dünn wie selten. Im Zentrum hingegen ist diese Stadt im Rohzustand vor dem Ende des Ramadan zu einem einzigen Basar geworden, der in alle Straßen hineinwuchert, durch den die Taxifahrer

Slalom um das Gedränge der Fußgänger fahren. Grüne Bananen und leuchtende Orangen werden in großen aufgetürmten Mengen an den Straßenrändern angeboten. Duft von frischem Brot erfüllt die Luft aus den offenen Türen der Bäckereien. Gewühl wie in Hongkong beherrscht die Stadt, die vor allem vom Markt beherrscht wird wie der ganze Nahe Osten. Arafats Polizisten patrouillieren wie eh und je durch die Menge, in schwarzen Uniformen, mit umgehängter Kalaschnikow, und regeln an dem Löwendenkmal den Verkehr nach unerfindlichen Regeln.

Einen Kilometer weiter ist am nördlichen Stadtrand kein Panzer mehr vor Arafats Hauptquartier zu entdecken, die gestern noch weltweit im Fernsehen waren. Der Blick geht frei über die abfallenden Hügel weg nach Westen zum Meer hinüber. Sieben palästinensische Soldaten bewachen das Tor, neben dem ein großes Plakat auf Englisch verkündet: IT'S THE OCCUPATION STUPID. Natürlich ist Arafat im Haus, weiß einer von ihnen. Und natürlich regiert er weiter das Land, wer denn sonst? Er lacht. Nein, Arafat habe keine Angst und habe noch nie Angst gehabt. Ein wenig tiefer die Straße hinab schart sich eine Demonstration von vielleicht 200 Männern mit roten, grünen und schwarzen Fahnen um verschiedene Redner der Hamas, des Dschihad und der Fatah auf einem Felsklotz am Straßenrand, die in flammenden Appellen zur nationalen Einheit und zum unbeugsamen Widerstand gegen die neuesten Akte der Aggression Israels gegen Palästina aufrufen. Applaus und heisere „Allahu Akbar"-Rufe begleiten ihre geschüttelten Fäuste. Hinter ihnen klettern Kinder durch riesige Trümmerstücke, geborstenes Gestänge und zerrissene Eisentore einen Abhang hoch, auf dem bis vorgestern noch eine Radiostation stand. „Es war die älteste des Landes", will ein alter Mann im Burnus wissen, „es war die erste Radiostation des Nahen Ostens. Die Engländer haben sie 1937 errichtet." Bulldozer haben das Zerstörungswerk gestern beendet. Eine zersplitterte Zeder liegt umgestürzt neben den Trümmern, die Wurzeln mit dem braunen Erdreich zum Himmel gestreckt. Aus der Ruine einer Polizeistation holen junge Männer ihre armseligen Habseligkeiten aus den zusammengestürzten Mauern unter den eingekrachten Dächern hervor: eine warme Decke hier, ein Pullover dort. Ein Junge reitet auf einem mageren Schimmel ohne Sattel durch das zerklüftete Gelände. Plötzlich fällt er in Galopp, plötzlich fangen alle zu laufen an, den Hügel herunter, die Straße hoch, unter Johlen und Geschrei. Nur die vielen Kinder bleiben und ducken sich hinter den Steinen. „Die Panzer kommen zurück!" Wo? Da oben! Drei Detonationen zeigen die Richtung. Augenblicke später schiebt sich ein Panzerwagen durch die Büsche und Bäume von hinten über den Hügelrand, gefolgt von einem monumentalen gepanzerten Bulldozzer, gefolgt von einem richtigen Panzer, der drohend seinen Geschützturm kreisen lässt. Zwei dumpfe Schüsse krachen. Die Ungetüme verharren, setzen sich rasselnd in Bewegung, verharren wieder, fahren wieder los, gefolgt von mindestens 30 Kindern, die ihnen von Fels zu Fels wie Gemsen folgen und mit einem Steinhagel eindecken, von denen jeder Treffer mit lärmendem Applaus begleitet wird. Die Kinder haben weniger Angst vor den Kriegsmaschinen als die kriegerischen Azteken vor dem Gewieher der Pferde der Conquistadoren des Hernan Cortez bei der Eroberung Mexikos. Kein Abenteuerspielplatz wird je diese Erinnerungen hinterlassen, kein Erwachsener wagt sich in ihre Mitte, um sie zurückzuholen. Sie ducken sich, springen, schleudern ihre Steine und hüpfen zurück. Die Kette des ersten Fahrzeugs hat sich in einer abgerissenen Leitung verfangen und reißt einen Mast hinter sich um. Zwischen den Büschen stoßen sie Dieselwolken aus wie gestrandete Wale die Luft. Eine Granate explodiert. Hinter dem Schutz der Kante eines Steinbruchs schauen junge Männer in sicherer Deckung dem Schauspiel zu und begleiten ihre jungen Brüder mit treibendem Beifall. Auf der Straße jagt eine Ambulanz vorbei. Wieder zerreißt eine dumpfe Explosion den Lärm. Plötzlich laufen wieder alle los, weiter die Straße hoch. Nur die Kinder bleiben zurück, bücken sich und greifen nach neuen Steinen.

Die Rückkehr des Esels nach Bethlehem

21. Dezember 2001

Lukas erwähnt den Esel erst, als er Jesus auf seinem Rücken nach Jerusalem hochträgt, zur Passion, jedoch nicht im Bericht seiner Geburt. Kein Wort davon, dass der Atem eines Esels den Neugeborenen in Bethlehem angehaucht und gewärmt haben soll. Doch wer sonst sollte Maria zu ihrer Niederkunft getragen haben? Seit der Antike galten Esel als die Könige der Lasttiere, obgleich der Begriff „König“ bei ihnen natürlich nicht falsch verstanden werden darf. Esel sind keine Löwen. Seine Ohren wird keiner mit einer Krone verwechseln. Sein graues Fell lässt weder einen ordinären Schimmel noch einen Rappen gelb vor Neid werden.

Gleichwohl hat dieses wohl liebenswerteste unserer Mitgeschöpfe Vorzüge, die Menschen vielleicht am meisten fehlen.

Er ist enorm belastbar, zuverlässig widerborstig und extrem eigenwillig – wobei sein Eigenwille den Esel immer auch vor vielem Unsinn bewahrte, den seine Reiter mit ihm im Schilde führen mochten. Kriege waren mit Eseln nicht zu führen. Ihr Charakter war durch Dressur nie zu verbiegen. Seiner Domestizierung hat der Esel seit der neolithischen Revolution immer recht enge Grenzen gesetzt. Für Futter tut er nicht alles, sondern nur das, was seiner Art entspricht. Dieser unspektakulären Treue zu sich selbst wegen galt der Esel deshalb wohl auch schon im Altertum als Esel: als schwer belastbarer Dummkopf. Im gestreckten Galopp hat ihn deshalb noch keiner gesehen – oder gar im Zirkus, wo sogar Löwen zum Knall der Peitsche durch brennende Reifen springen und Elefanten tanzen und lächerliche Pirouetten drehen.

Doch leider haben auch seinen trittsicheren Tippelschritt in letzter Zeit immer weniger gesehen oder die stoische Ruhe, mit der er in der Sonne vor sich hindöst. In Italien, Griechenland oder Spanien muss heute sehr lang fahren, wer sein markerschütterndes Eselswiehern noch einmal hören will: dieses himmelschreiend sich verschluckende Husten, Schluchzen und Schreien und Bellen, von dem völlig unerfindlich ist, welche Dichter es jemals als „I-A" wiedergeben konnten. Ist es nicht eher eine der erschütterndsten Vorformen der Psalmen oder überhaupt des menschlichen Gebets? Wie auch immer. Im Paradigmenwechsel des Verschwindens der Esel ist es nun weitgehend mit verstummt. Sein letztes ungleiches Rennen hat der Esel nicht gegen Pferde, sondern gegen Jeeps und Mountainbikes verloren, als Abschied, den wir kaum mitbekommen haben.

Der Esel stirbt aus ums Mittelmeer. Nicht jedoch in Bethlehem, wie man heute hinzufügen muss, oder in dem abgesperrten Gaza, wo er den Wettstreit gegen die alten rostigen Chevrolets noch nie so richtig verloren hatte. Nach Bethlehem aber, wie auch in die anderen Städte des Westjordanlandes, ist er im letzten Jahr im traurigen Triumph wieder zurückgekehrt. Kinder, denen kein Vater ein Moped anvertrauen würde, regieren und lenken ihn hier wieder wie eh und je mit einem Stecken und ihrem Schenkeldruck über Stock und Stein, quer über jeden Hügel, durch jedes Geröll. Der Grund ist einfach. An den Checkpoints rund um die Stadt Davids ist außer auf einem Esel oder zu Fuß kein Durchkommen, wenn man es eilig hat. Eine gewisse Fatima Nasser Abed ist erst vor einem Monat an einem dieser Kontrollpunkte niedergekommen. Andere Mütter sind im letzten Jahr in den Staus der Blechkarawanen verblutet, die sich zwangsläufig vor diesen Armeeposten bilden. Im ersten Jahrhundert des 3. Jahrtausends wäre Joseph vor Bethlehem deshalb wieder gut beraten, Maria den gelenkigen X-Beinen eines Esels und keiner Ambulanz anzuvertrauen, wenn er seine schwangere Verlobte schnell und sicher zur Geburtsgrotte bringen wollte – wie damals, als gut zweihundert Jahre nach der Geburt Jesu ein unbekannter Verfasser erstmals davon erzählte, wie Joseph „die Eselin sattelte und Maria daraufsetzte", um die Hochschwangere nach Bethlehem zu bringen.

„Als sie etwa drei Meilen von Bethlehem entfernt waren, wandte sich Joseph zu Maria und sah, dass sie traurig dreinschaute", heißt es da. „Er dachte bei sich: ‚Vielleicht tritt sie das Kind.' Als er sich nochmals umdrehte, sah er, dass sie lachte. Da fragte er: ‚Was hast du, Maria, dass du bald lachst und bald traurig bist?‘ Maria antwortete: ‚Ich kann zwei Völker erkennen, eines weint und trauert, das andere freut sich und jubelt. ... Hilf mir vom Esel herunter, das Kind drängt und will heraus.‘“ Natürlich wird Joseph dann auch das Tier mit in die Höhle genommen haben, erst recht, wenn es damals wieder so schüttete wie in diesen Tagen, eiskalt, und wo durch die weihnachtlichen Nebel dieser Tage leider nur zwei traurige Völker zu erkennen sind: beide weinend und trauernd.

Stille Nacht und Brennender Dornbusch

23. Dezember 2001

Wird Arafat am Montagabend zur Weihnachtsfeier in die Geburtskirche kommen? „Nein, er ist leider verhindert. Er hat zu viel in Ramallah zu tun“, wusste Israels Regierungsprecher Gissin am Freitag. „Natürlich komme ich auf jeden Fall“, antwortete Arafat einen Tag später amerikanischen Besuchern, „ob mit oder ohne Israels Zustimmung, wenn es sein muss, zu Fuß.“ – „Persönlich wäre ich ja froh, wenn er endlich nicht mehr im Koran, sondern im Neuen Testament blättern würde“, schaltete sich danach die Ministerin Livni über Radio Israel in das Gespräch ohne Partner ein, „doch so viel wir wissen, ist er kein Christ. Außerdem hat er uns nicht mal um Erlaubnis gefragt, nach Bethlehem zu kommen. Warum sollen wir uns also den Kopf darüber zerbrechen?“

Wenige Kilometer unterhalb der Geburtsstadt König Davids, die schon so lange von christlichen und muslimischen Philistern bevölkert ist, verweht der Wind dieses Rauschen und Rascheln im Äther und Blätterwald vollständig über den

Hügeln der Wüste – und auch jedes andere laute Geräusch. Das Geschrei der Soldaten zwischen Jerusalem und Bethlehem, hier ist es verstummt, ebenso das Hupen der Autos im Stau, das Heulen und Jaulen der Polizei-Jeeps und Ambulanzen, das Hämmern, Bohren und Schleifen von Arbeitskolonnen, die unter bewaffneten Aufsehern rasch noch neue Kontrollstationen fertigstellen. Keine rasselnden Panzerketten, kein Schwenken der Kräne über den Neubauten der Siedlung Har Homa. Keine quietschenden Bremsen, keine Detonation, keine Granate, kein entsetztes Schreckensgeschrei, kein Schuss, kein Krachen einstürzender Mauern, kein Knattern von Kampfhubschraubern, kein Dröhnen von F16-Bombern. Keine fieberglänzenden Jugendlichen, die anstelle ihres klopfenden Herzens eine tickende Bombe unter ihrem Jackett in die Fußgängerzonen der Städte tragen.

Nur ein Schaf blökt, ein Lamm antwortet mit hellem Gemecker. Ein Hund bellt. Dann ist wieder Stille. Die Tiere sind beschäfigt, in fast lautlosem Tippeln und Scharren. Der Regen der letzten Tage hat genügt, die ersten Hügel über Nacht wieder grün werden zu lassen, die seit April braun und verbrannt waren, eine Höhe hier, einen Abhang da, und dazwischen die feuchteren Erdfalten der ausgetrockneten Natur. Mitten im Dezember hat der Frühling angefangen. In der Höhe ist die Wolkendecke wie mit einem Tapetenmesser abgeschnitten, die sich vom Mittelmeer her über das Land gelegt hat. Nach Osten verliert sich der Blick über den Bergen Jordaniens im Blau des Kosmos, bis zum Ende der Welt. Heiliges Land.

War es nicht hier – muss es nicht hier gewesen sein! – vor diesem Grün und Blau, vor diesem Regen und Tau und Wachsen und Sprießen in verbrannter Erde, wo Jesaja schon in der frühen Eisenzeit nach Jerusalem hinauf schrie: „Ihr Himmel, taut, ihr Wolken, regnet die Gerechtigkeit herab! Erde, tu dich auf! Lass den gerechten Retter hervorsprießen wie Gras!“ Das war vor 2700 Jahren, damals wie heute in auswegloser Lage, wie heute ohne Hoffnung auf die Weisheit der Politiker, wie heute in einer Lage, in der keine Redaktion der Welt Jesaja einen Platz als Leitartikler einräumen könnte. Das Heilige Land verharrt in geheimnisvoller Gleichzeitigkeit durch die Jahrhunderte, als endgültige Herausforderung an Sinne, Verstand und Fantasie der ganzen Menschheit.

Ein wenig höher auf die Stadt zu, nicht weit von der alten Zwingburg des Königs Herodes, dienen mehrere Höhlen der Gegend bis heute verschiedenen Hirten und ihren Tieren als Unterschlupf für die Nacht und vor dem Regen, manche mit grob ausgehauenen Steintrögen als Futterkrippen in der Wand – gerade so wie in der Grotte von Bethlehem auf dem Gebirgskamm, die seit Menschengedenken als jene Nische verehrt wird, in die der Erlöser der Welt nach seiner Geburt von seinem Ziehvater ins Stroh gelegt wurde, zwischen blakenden Öllampen und warm atmenden Tieren, wie der jüdische Prophet Habakuk es Jahrhunderte vorher einmal über ihn prophezeit hatte.

„In jener Gegend lagerten Hirten auf dem Feld und hielten Nachtwache bei ihrer Herde“, erzählt der Evangelist Lukas von jener Nacht. „Da trat der Engel des Herrn zu ihnen und der Glanz des Herrn umstrahlte sie. Sie fürchteten sich sehr, der Engel aber sagte zu ihnen: Fürchtet euch nicht, denn ich verkünde euch eine große Freude, die dem ganzen Volk zuteilwerden soll: Heute ist euch in der Stadt Davids der Retter geboren; er ist der Messias, der Herr. Und das soll euch als Zeichen dienen: Ihr werdet ein Kind finden, das, in Windeln gewickelt, in einer Krippe liegt. Und plötzlich war bei dem Engel ein großes himmlisches Heer, das Gott lobte und sprach: Verherrlicht ist Gott in der Höhe und auf Erde ist Friede bei den Menschen seiner Gnade." Friede auf Erden? – Das Straßenschild zum „Shepard's Field" ist mit Fotos eines Ministranten überklebt, dessen Leben im Oktober ein Querschläger auf dem Krippenplatz ein Ende gesetzt hat. „Seit zwei Monaten war schon kein Besucher mehr hier", sagt dahinter Pater Michel zwischen den Zypressen und Pinien jenes Abhangs, über dem das „Gloria" zuerst erklungen ist. Ein billiger Druck der apokalyptischen Madonna von Guadalupe hängt in der erkalteten Höhle der Hirten – „mit der Sonne umkleidet" – vor Kerzenstummeln, die nun schon so lange kein Mensch mehr entzündet hat. „Früher wurden hier jeden Tag drei, vier, fünf Messen gefeiert, mindestens", sagt der Pater, als er die klamme Kirche wieder abschließt, während der Wind den Ruf eines Muezzins aus der Ferne herüberträgt. „Als die Engel sie verlassen hatten und in den Himmel zurückgekehrt waren", erzählt Lukas weiter, „sagten die Hirten zueinander: Kommt, wir gehen nach Bethlehem, um das Ereignis zu sehen, das uns der Herr verkünden ließ. So eilten sie hin und fanden Maria und Joseph und das Kind, das in der Krippe lag." Jetzt ist hier gerade die Schule aus. Kinder springen hinter jedem Mauervorsprung hervor, unschuldige Lastträger einer unversiegbaren Hoffnung. Die riesigen Parkhäuser, mit denen sich die Stadt auf den Pilgeransturm des neuen Jahrtausends vorbereiten wollte, sind rohe Rohbauten geblieben. In unserem Lieblingsrestaurant sind wir wieder einmal die einzigen Gäste. Mantel und Schals behalten wir besser gleich an. „What we can do?", sagt der Chef des Hauses, der inzwischen auch Koch und Kellner seines Etablissements geworden ist, als er uns Brot und Salat aus frischem Thymian mit Öl und Wein aus den Nachbardörfern Beit Sahur und Beit Dschallah und Zitronen aus Jericho an den Tisch bringt. Die Stadt Davids ist in diesen Tagen ganz bei sich selbst angekommen, deren tiefster Charakter es doch immer war, außer sich zu sein – in einer Hingabe an den Allerhöchsten, wie ihn kein anderer Ort kennt.

Der Platz der Geburt vor der Basilika ist menschenleer. Auch in der Geburtsgrotte ist niemand, eine halbe Stunde lang, eine Stunde lang, eine Ewigkeit. Keine Dorfkirche könnte einsamer sein. Helles Licht dringt durch das ausgetretene Treppenhaus in die Dämmer der Tiefe. Eine junge Palästinenserin kommt die Stufen zur Grotte hinunter, schwanger, kniet vor dem Stern in der Nische, verharrt im Gebet, taucht Zeige- und Mittelfinger ihrer Rechten in eine Öllampe, bekreuzigt sich und huscht lautlos nach links nach oben hinaus. Nach einer Art kosmischen Metronoms kommt Punkt zwölf als Abordnung der „Wächter des Heiligen Landes“ eine Prozession der Franziskaner mit lateinischen Chorälen in die Tiefe hinunter, in der es weder Sommer- noch Winterzeit gibt. Dann ist es wieder wunderbar still. Es ist alles, wie und was es immer war: unglaublich, und vielleicht mehr als je zuvor. Der heutige Tag wird nicht das letzte Wort behalten, sagt hier jeder Stein. Bethlehem steht für eine Hoffnung gegen alle Hoffnungslosigkeit, sagt dieser Ort, grün wie das Gras der judäischen Hügel. Es ist so paradox, dass es einem kein Mensch mehr glaubt: Auf dem Grund aller Not haben die heiligen Orte des Heiligen Landes im letzten Jahr einen Frieden erlebt wie schon seit Jahrzehnten nicht mehr. „Die Erde hat hier dem Unerreichbaren eine Höhle geboten", sagen die Russen. Gott selbst hat sich hier als Mensch in die Welt gedrängt, glauben die Christen. Der Brennende Dornbusch aus dem Sinai, hier ist er zu einer Jungfrau und Mutter geworden: Maria, die sich in Wehen unter dem Allerhöchsten krümmt und niederkommt.

Jerusalem, adieu

6. Februar 2002

Ein Regenvorhang flattert vor dem Fenster hin und her. Wilder Sturm hat die Stadt erfasst. Die ganze Nacht über hat es mit wahren Kübeln in den Hof geschüttet, wie aus einem himmlischen Rohrbruch. Wind pfeift durch alle Ritzen. Die Stürme Jerusalems haben einen Anlauf aus Spanien über Kreta hinter sich, bevor sie hier ihre Wolken wie nasse Handtücher gegen die Mauern klatschen. Alles, was hier jemals geschah und geschieht, ist extrem. Im Fernsehen erläutert der Kommandeur der Truppen im Westjordanland gerade die neuesten Erfolge seines Kampfes gegen den Terror: Im Morgengrauen gab es vier neue Tote in Nablus, wahrscheinlich Terroristen. Die Nachrichten gleichen sich von Tag zu Tag mehr. Ich schalte das Gerät ab. Bald soll der Tempelberg wieder für alle Besucher geöffnet werden (wenn es sein muss, mit Gewalt), war auf der zweiten Seite der Zeitung zu erfahren. Ich habe sie aber erst zugeschlagen, nachdem ich gelesen hatte, dass eine elf Kilometer lange Mauer bald quer durch Jerusalem errichtet werden soll – die die Stadt freilich nicht trennen, sondern noch sicherer machen soll, wie die Regierung beteuert. Die Mauer würde gerade zwischen uns und dem Bäcker verlaufen.

Ein paar hundert Meter weiter hoch zum Westen ist die arabische Schrift auf dem Straßenschild der Shaul- Adler-Straße-unter dem Hebräischen und Lateinischen – vor kurzem herausgehackt und durch eine kyrillische Beschriftung ersetzt worden. Und fünfzig Meter östlich vor der Haustür ist schon seit Wochen ein inoffizieller neuer Checkpoint in Betrieb, im Herzen der Stadt, wo junge Soldaten Passanten herbeipfeifen, ihre Papiere prüfen und jeden Plastikbeutel in einer mobilen Röntgenstation durchleuchten lassen. Airport Jerusalem! Sicherheitsstufe Ia. Schwer bewaffnete Motorradfahrer in schwarzem Leder durchstreifen die Stadt.

Ich werfe weiter Notizen und Papiere weg, aus denen kein Bericht oder Kommentar mehr werden wird. Ein Polizeiauto jagt draußen vorbei, dann noch eins und noch eins. Das Heulen ihrer Hörner in der Prophetenstraße will wieder einmal kein Ende nehmen. Doch heute gehe ich ihnen nicht mehr nach, schalte das Radio an und räume weiter Akten und Bücher in die Umzugskisten. Schirm und Jacke bleiben an der Garderobe hängen. Meine Frau richtet in der Küche das Mittagessen. Während die Sirenen noch heulen, berichtet das Radio, dass weiter oben in der Jaffa-Straße – zehn Minuten von unserer Küche entfernt – ein Mann mit einem Sturmgewehr um sich geschossen hat, bevor er von zwei Sicherheitsspezialisten auf einem nahen Parkplatz mit vier Schüssen in den Kopf getötet wurde. Gleich werden wieder die ersten Anrufe aus Deutschland kommen, ob uns nichts passiert sei. Der Polizeichef Jerusalems hat eine Herzattacke erlitten, sagen die „news-flashs“ im Internet. Was woanders Topstories sind, wechselt hier im Dreißig-Minuten-Takt.

Das war schon immer so. Dennoch hat sich das herrliche Land grauenhaft verändert, seit wir vor zwei Jahren unsere Umzugskisten auspackten. Nicht verändert hat sich jedoch, dass auch jetzt die Mandelbäume wieder blühen wie jedes Jahr im Januar.

Jerusalem duftet von den blauen Rosmarin-Bouquets vor seinen Mauern. Rosen stehen hier das ganze Jahr über in Blüte. Die Stadt ist so schön wie in jedem Winter. Von unserer Haustür in der Stadtmitte bis zum Toten Meer (1200 Meter tiefer) dauerte es hier immer nur gerade 30 Minuten, die in Rom kaum reichen werden, um an den Stadtrand zu kommen. Da hinunter, zur Wärme des Toten Meers, möchte ich jetzt gern noch einmal, vertrete mir jetzt aber nur noch einmal kurz die Beine vor unserem Haus. Sturzbäche spülen gerade vor dem Damaskustor das schmutzigschwarze Pflaster wieder marmorweiß. Ein paar Jugendliche wärmen sich an einem Feuer aus Gemüsekisten die Hände und schauen angespannt zum Neutor hoch. 200 Meter weiter ist die Straße hermetisch abgesperrt. Schwarze Silhouetten von zwölf Reitern kommen durch den Regen die Straße der Fallschirmspringer hinabgeritten. Es wird immer dunkler, immer grauer. Ein Blitz zuckt durch den Himmel. Doch morgen schon wird sich wieder ein schmerzhaft klarer neuer Tag über die Stadt spannen.

So war es auch vor zwei Jahren. Sobald wir unsere Umzugskisten ausgepackt hatten und die ersten Bilder an der Wand hingen, sind wir damals kreuz und quer durch das ganze Gelobte Land gefahren, nach Ost und West, Nord und Süd, Hebron und Nablus, von da weiter nach Dschenin, überall ohne jede Sperre, ohne Checkpoints, ohne Roadblocks, von da weiter nach Nazareth, von da zum See Genezareth hinunter, von dort zurück nach Hause, hoch nach Jerusalem. Die Hoffnung auf Friede bedeckte die Berge und Täler wie die schneeweißen Blüten der Mandelbäume.

Tief unten in Jericho hatten wir auf dieser Erkundungsfahrt den ersten wirklichen Frühlingstag erlebt. In der Kurve hinter der Seilbahnstation (zum Berg der Versuchung) parkte ich den Wagen, um bei „Ibrahim" einzukehren, einem bekannten Straßenlokal mit Veranda. Ibrahim lud uns ins Innere ein, doch es war viel zu lind und mild, als dass wir nicht draußen essen wollten. Ibrahim brachte frischen Hummus aus gekochten Kichererbsen, „Mutabbal" aus gerösteten Auberginen und andere Schalen orientalischer Köstlichkeiten an den Tisch, brachte Wein dazu und stellte aus Gewohnheit den Deckenventilator über der Veranda an, um uns auch in der frischen Luft noch weiter abzukühlen. Es war zauberhaft. Da schrien meine Frau und Töchter plötzlich wie aus einem Mund auf. Der Ventilator über mir hatte sich nach der Winterruhe aus der Verankerung in der Decke gelöst und war auf mich herabgestürzt. Nur das Stromkabel hielt ihn noch fünf Millimeter über meinem Scheitel auf: als frei schwingende große dreiblättrige Guillotine. Ibrahim kam gerade mit einer Flasche Wasser auf die Veranda, sprang schreckensblech zurück zum Stromschalter, riss den Ventilator mit bloßen Händen aus der Decke und stammelte: „You are lucky! We all have to pray." Kein Haar war mir gekrümmt worden.

Wer das Heilige Land oder Jerusalem nach diesem Frühlingstag im Jahr 2000 in den letzten zwei Jahren als Beobachter erlebt hat, musste in dieser Zeit unweigerlich auch davon träumen, die Stadt einmal in anderen Epochen besuchen und erleben zu dürfen, und sei es nur zum Vergleich. Zur Zeit der

Jebusiter etwa oder unter König David, zur Zeit der Makkabäer, zurzeit Jesu, in byzantinischer Zeit, zur Zeit der Kalifen, der Kreuzfahrer, der Osmanen oder der Engländer. Denn alle haben ja hier ihre tiefen Spuren zurückgelassen, die wohl immer alle dachten, dass sie ewig hier bleiben würden. Da ging es mir nicht anders.

Jetzt stehen die Rosmarin-Bouquets am Zionsberg wieder bis zur Stadtmauer hoch in blauer Blüte. Jerusalem ist schön wie in jedem Winter. Vielleicht stimmt aber auch das nicht mehr. Denn vielleicht war Jerusalem noch nie schöner als jetzt, in diesen Tagen der Not, und nie würdiger, nie strahlender, ja, sogar nie friedlicher und sicherer in seinem Innern, auch wenn jeder mich für verrückt hält, dem ich es am Telefon zu erklären und noch ein letztes Mal hierhin einzuladen versuche. Angst und Furcht haben den Frieden besiegt, auf den hier vor zwei Jahren noch so viele gehofft hatten. Auch jetzt liegt hier für einen wahrhaft himmlischen Frieden noch immer alles wie bereit: der Reichtum vieler Völker und Traditionen, ein Mosaik spannendster Gegensätze, ein Konzert hunderter Widersprüche. Die Muezzine, die Glocken, die Sabbatsirene. Leben! Leben! Leben!

Vielleicht hat Jerusalem ja auch zu viel von allem, vom Leben und vom Tod. Bei Kanalisationsarbeiten auf der anderen Straßenseite sind gerade wieder Mauern aus byzantinischer Zeit freigelegt und rasch wieder zugeschüttet worden. Auch davon hat Jerusalem zu viel: von alten Mauern und Steinen, von Geschichte, von Erinnerung, von Altertum. Heute ist Jerusalem die älteste, durchgängig besiedelte Stadt der Welt, als ein Baukasten Gottes, mit deren Bausteinen die Menschen bis heute immer wieder neu den Versuch unternommen haben, die endgültige Form und Gestalt dieses einzigartigen Gemeinwesens zu finden – in einer Baustelle des Himmels und der Hölle durch die Zeiten.

Während die israelische Stadtverwaltung zurzeit vor dem Damaskustor geheimnisvolle Bauarbeiten hinter hohen Sichtblenden durchführen lässt, ist vor dem Herodestor in der letzten Woche ein neues Minarett so schnell wie ein Spargel in die Höhe geschossen und fertig in die Silhouette hineingebaut worden. Diese Geschwindigkeit habe ich mein Lebtag noch nicht bei Maurern erlebt. Mögen illegal gebaute Häuser in den Vororten mit Bulldozern wieder dem Erdboden gleichgemacht werden; dieses neue Gotteshaus wird hier kein Mensch je anrühren dürfen. Palästinensische Chuzpe! Dies ist dann auch eine der allertraurigsten und zuverlässigsten Beobachtungen aus diesem Land: Es sind nicht Räuber und Gendarm oder Polizisten und Terroristen, es sind nicht die Guten gegen die Bösen; es sind leider und in Wahrheit zwei wunderbare Nationen, die hier heute so aussichtslos im Streit um die Zukunft der Stadt und des Landes verstrickt sind. Sie könnten sich ergänzen wie kaum zwei Völker sonst, wenn sie jemals aufhören könnten, sich gegenseitig voll Angst und Misstrauen zu belauern wie Kain und Abel. Keine Großstadt der Welt kann deshalb auch so ruhig und friedlich sein wie Jerusalem – und keine so spannungsgeladen.

Alles scheint hier schon immer da gewesen zu sein: das Licht, die Steine, der Wind – sogar die Menschen – und die Ungerechtigkeit und die Sehnsucht nach ihrer Überwindung und Frieden. Keine Großstadt der Welt kann so ruhig und friedlich sein wie Jerusalem immer wieder – und keine so spannungsgeladen. Sie ist in den letzten 30 Jahren um das

Zehnfache gewachsen und immer noch klein – wenn auch unendlich viel größer und reicher als alle Nachrichten über sie zusammengenommen – oder gar als ein Bildschirm voll heulender Ambulanzen.

Das fängt bei merkwürdigen Naturphänomenen an und hört bei ausgefeimten Spezialitäten des „menschlichen Faktors" durchaus nicht auf. Um bei der Natur anzufangen. Grau ist in Jerusalem grauenhaft grau, blau blauer als blau. Kein Farbkasten hält diese Töne bereit. Im letzten Frühjahr kamen wir gerade aus Kalkylia zurück, als der Wüstenwind den Himmel über Jerusalem plötzlich in eine übergroße erdbraune Höhle verwandelt hatte, von der völlig unerklärlich war, woher sie ihr letztes fahles Licht erhielt und wo es keinen gewundert hätte, wenn plötzlich ein römisches Hinrichtungskommando vorbeigekommen wäre, um einen Delinquenten an einem Strick zur Kreuzigung zu zerren. Hinrichtungswetter. Es wird immer dunkler, immer brauner. Ein Blitz zuckt durch den Himmel. Was ist das?! Es ist einfach so, dass hier sogar das Klima die Tragödie der Geschichte, der Politik und der Religionen Jerusalems spiegelt, sogar seiner Kunstgeschichte.

Denn es gibt kein Barock im Heiligen Land und kein Rokoko und auch keine Gotik in Israel und Palästina. Doch dieses Manko ist es ja wohl nicht, das das Licht und die Schatten hier oft so hart erscheinen lässt. Die Härte der Politik und der Menschen hängt allerdings damit zusammen, dass es hier auch die Zeitalter nicht gab, die in Europa unter barock verschnörkelten Fassaden im Fundament unseres Kontinents ruhen: die Zeitalter der Reformation, der blutigen Glaubenskämpfe, der schmerzhaften und heilsamen Trennung von Kirche und Staat, die Aufklärung.

Israel, die einzige Demokratie im Nahen Osten, hat sich schlitzohrigerweise aus diesem Grund eine Verfassung erst gar nicht gegeben, um Fragen der Gleichheit vor dem Gesetz bis zum Jüngsten Tag aus dem Weg zu gehen. Dieser Tag scheint sich nun allerdings immer rascher zu nähern. Denn wo es keine Verfassung mit Gesetzescharakter gibt, muss sie auch nicht notfalls mit Gewalt gegen die Feinde der Verfassung durchgesetzt werden, die es in jeder Gesellschaft gibt.

Solche Feinde schalten deshalb heute fast frank und frei zwischen Jordan und Mittelmeer. Darüber ist nun die Steinzeit in das Land zurückgekehrt und die Bronzezeit und die Eisenzeit: in frech beschlagnahmten Hügeln, fliegenden Steinhageln, zugeschütteten Wegen und aufgerissenen Straßen, zersplitternden Bomben voller Messingschrauben und Stahlnägel, schuss- und splittersicheren Panzerplatten und in archaischem Vernichtungswillen, der über die Jahrtausende nirgendwo besser dokumentiert wurde als in Jerusalem. Die Stadt ist ein einziger Speicher der Erinnerung – und ein Zielpunkt der schönsten wie der grauenhaftesten Verheißungen an die Menschheit. Ihre rosa Steine durchziehen rote Schlieren, als halte sie ein lebendiges Adernetz zusammen. „Der Tempelberg schien vom Grund her zu glühen und rings in Feuer gehüllt“, schrieb Flavius Josephus in seinem Bericht über die Zerstörung der Stadt durch die Römer im Jahr 70, „aber noch voller als die Flammenbäche schienen die Blutströme zu fließen.“ Die unglaublichsten Heilstaten Gottes an Israel haben in Jerusalem ebenso einen konkreten Ort wie eine Serie scheinbar immer wiederkehrender Massaker und Attentate. Durch Zeit und Raum hindurch liegen sie hier alle in „walking distance“: die im Herbst 2001 frisch renovierte

Pizzeria „Sbarro" an der Jaffastraße ebenso wie das Gemetzel an den Juden durch Nebukadnezzar im Jahr 586 v. Chr. oder das Blutbad an 60.000 Christen im Jahr 614 vor dem Jaffa-Tor, deren Gräber jetzt unter einer modernen Tiefgarage der neuen Mamilla-Mall liegen.

Zwischen den Rotrussen und Weißrussen werden hier immer noch die Kämpfe zweier untergegangener Imperien ausgetragen. Vor unserer Haustür wurde in den 1920er-Jahren ein prominenter Zionist erschossen. Die Praxis unseres Hausarztes liegt in dem Neubauviertel Har Nof, gerade hinter den Gemäuern des alten palästinensischen Dorfes Deir Jassin, wo die radikale Stern-Gruppe 1948 mit einem Massaker an 100 Frauen und Kindern alle restlichen 650 Bewohner vertrieb, um den Weg von Tel Aviv nach Jerusalem freizusprengen – und wo jetzt in den Häusern des Dörfchens Jerusalems Nervenklinik untergebracht ist, wo schließlich auch Menachim Begin, der für das Blutbad mitverantwortlich war, seinen verdunkelten Lebensabend verbrachte. Auf dem nächsten Hügel liegt die Gedenkstätte Jad Vaschem. Jerusalem ist ein einziges Zeichen.

Gewiss ist die Stadt darum auch gleichzeitig ein Paradies und Fegefeuer für jeden Journalisten, dem es ernst ist mit seinem Beruf. Kein Ort sonst kommt so sehr den wichtigsten Organen eines Reporters entgegen: seinen Füßen. Viermal habe ich sie mir hier im letzten Jahr umgeschlagen, fünfmal mit dem Rauchen aufgehört und wieder angefangen. Jerusalem ist eine ideale Stadt, um sich die Knochen zu brechen und ganz gewiss ist es die Hauptstadt allen Scheiterns, als der Sterbeort Gottes unter den Menschen. Es ist eine Stadt des Himmels auf der Erde.

Jeden Morgen war ich hier unterwegs, hunderte Male habe ich die Stadt umrundet und jeden Tag mehr gesehen, wie ich von der Stadt immer weniger verstehe und begreife. Kein Mensch kennt Jerusalem und keiner wird die Stadt je wirklich kennen. Sie bietet sich immerzu an und entzieht sich immerfort. Nirgendwo sind die Bürgerrechte mehr umstritten und nirgendwo war ich mein Lebtag lang als Bürger mehr zuhause. Jede der unzähligen Türen öffnet sich hier immer wieder für ganz und gar verschiedene Welten. Die Begegnungen und Entdeckungen nehmen hier nie ein Ende – und die Furcht um das Schicksal der Stadt, die so voll ist von fragenden Kinderaugen.

Jetzt sind die Umzugskisten gepackt. In Haifa wartet schon das Schiff und mir ist, als würde ich sein Nebelhorn bis zum Zionsberg hoch hören. Gleißendes Winterlicht hüllt die Stadt urplötzlich am Morgen wieder ein. Vögel zwitschern den ganzen Tag. Blütenteppiche bedecken die Hügel. Jeden Tag fließt irgendwo Blut im Land. Als silberner Kupferstich treten die Berge Moabs wieder aus der Ferne in den Blick, mit dem gleichen Leuchten und Strahlen, das den Propheten Jesaja vor 2500 Jahren schon inspiriert haben muss.

Gerade so, wie ihn die schreiende Verachtung des Rechts in Jerusalems Mauern schon zu seiner Zeit bedrückt und empört hat. Auch unten in Jericho ist es nun wieder so lind wie vor zwei oder 1000 oder vor 3000 Jahren. Die Zugvögel Afrikas lassen sich in diesen Tagen wolkenweise im Schilf des Jordantales nieder. Ibrahims Lokal ist längst geschlossen wie tausend Restaurants im Westjordanland, die Läden und Türen verrammelt.

Das Kabel hängt immer noch lose von der Decke der Veranda am Straßenrand, wo der Tod vor zwei Jahren Millimeter über mir haltmachte und wo ich heute erst weiß, wie recht Ibrahim damals hatte. I'm lucky. Das kann man wohl sagen. Und ja, wirklich: „We all have to pray."

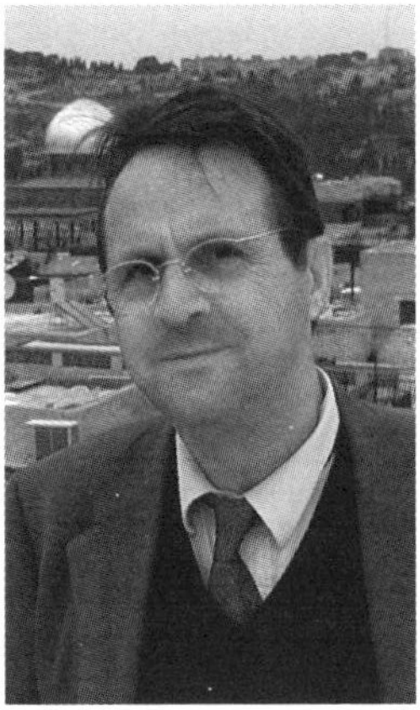

Paul Badde, geboren 1948, war Studienrat für Geschichte und Politik und ist Journalist und Publizist. Nach seiner Laufbahn als Reporter und Redakteur bei der *Frankfurter Allmeinen Zeitung* arbeitete er von 2000 bis zum Jahr 2002 als Korrespondent der Berliner Tageszeitung *Die Welt* in Jerusalem, danach bis Juni 2013 in Rom und beim Vatikan. Seitdem ist er Korrespondent und Autor des amerikanischen Fernsehsenders *EWTN*. Dazu ist er Herausgeber des *Vatican-magazins* und Autor zahlreicher Sachbücher, die in viele Sprachen übersetzt wurden. Er lebt in Rom.